自分で治せる！

腰痛改善マニュアル

ロビン・マッケンジー

訳／銅冶英雄・岩貞吉寛

日本語版によせて

この本により、あなたも世界の何百万もの人たちと同じように、腰痛に悩まされてきたこれまでの人生を変えることができます。

地球上には腰痛で困っている人たちがたくさんいます。

それは日本でも例外ではありません。

ほとんどの腰痛治療は、痛みをやわらげることを目標にしていて、根本的な原因を治していません。本書の方法なら腰痛の原因を直接治療するので、80パーセントの人の痛みを改善することができます。

マッケンジー法は、今までと違うものを作り出そうとしたのではなく、偶然の出来事から生まれた治療法です。

しかし、とても効果的なので、腰痛を自分で改善し再発を予防することに、現在世界中で利用されているのです。

皆さんの多くは、腰痛で日々の生活に支障をきたしているために、この本を読まれていることと思います。

Udermann氏らの研究によれば、慢性の腰痛を持つ人たちの多くが、この本に紹介されている方法によって、短期間で腰痛を改善できることがわかりました。

あなたもマッケンジー法エクササイズで、腰痛から解放されることを心より願っております。

ロビン・マッケンジー

2009年7月　ニュージーランド、ラウマティ・ビーチにて

日本語版によせて／2
はじめに　〜すべては偶然から〜／8

Chapter 1　誤解だらけの腰痛治療

腰痛を繰り返している皆さんへ　12
腰痛は「自分で」管理する　14
腰痛をめぐる誤解　16
誤解その1　急性の腰痛はすぐに治る／16
誤解その2　徒手療法がもっとも効果的である／17
誤解その3　温熱治療や電気治療は治癒の助けとなる／18
誤解その4　腰痛の原因は炎症である／19
誤解その5　腰痛の原因は骨の変形である／19
誤解その6　安静にしているべきである／20
誤解その7　スポーツは止めなければならない／20
誤解その8　腰痛の原因は気象条件である／21
脊椎の仕組み　22
腰痛が起こる本当の理由　25
悪い姿勢は腰痛を引き起こす　28
傷んだ腰を回復させるには　30
マッケンジー・コラム1／32
腰痛の自己診断　34
［自己診断チェックリスト］／36

Chapter 2 姿勢の矯正

悪い姿勢とは 38
姿勢矯正エクササイズ 41
［猫背と過矯正動作］／42
［正しい座位姿勢］／44
正しい姿勢を保つ 45
マッケンジー・コラム2／47
正しく立つために 49
［正しい立位姿勢］／50
正しく物を持ち上げる 52
［正しい持ち上げ方］／54
腰痛が起こる場面いろいろ 56
咳やくしゃみ／56
スポーツ後／56
寝ているとき／58

Chapter 3 エクササイズの準備

エクササイズの目的 62
症状をよく観察する 64
中央へ移動する痛み 65
エクササイズは正しく行われているか 69

Chapter 4　マッケンジー法エクササイズ

エクササイズ1　うつぶせ　72
エクササイズ2　伸展した状態でのうつぶせ　73
エクササイズ3　臥位での伸展　74
エクササイズ4　立位での伸展　76
エクササイズ5　臥位での屈曲　78
エクササイズ6　座位での屈曲　80
エクササイズ7　立位での屈曲　82
マッケンジー・コラム3／84

Chapter 5　こうすれば腰痛は自分で治せる

どんなときにエクササイズを行えばよいか　86
痛みがひどいとき／86
痛みが治まったら／90
再発を予防するために／94
エクササイズで効果がないとき／94
効果がないとき1／96
効果がないとき2／98
効果がないとき3／100
ぎっくり腰になったときの注意点／101
日常生活での注意点　1／102

日常生活での注意点2／102
日常生活での注意点3／103
日常生活での注意点4／103
日常生活での注意点5／104
再発したとき／105

特殊な状況での腰痛治療——105
エクササイズが行えない／105
妊産婦／107
スポーツ選手／109
50代以降／112
骨粗鬆症／113

一般的な腰痛治療　115
痛み止め／115
安静／115
鍼治療／116

急性腰痛のときの応急処置——116
参考文献／118
訳者あとがき／119
原著者について／122
国際マッケンジー協会情報・問い合わせ先／126

はじめに　～すべては偶然から～

１９５６年のある日、私は従来の腰痛治療のあり方をくつがえすことになる大事件を目撃しました。マッケンジー法（力学的診断と治療）の出発点となった、偶然の出来事です。

それは、スミスさんという腰痛患者の診療中に、突然起きました。

スミスさんは右の腰とお尻から太ももにかけての痛みを訴えており、患部を温めて超音波をあてるという、その当時は常識とされていた腰痛治療を受けていました。治療を３週間続けていましたが、症状は一向によくならず、彼は痛みのために腰を伸ばして立つことや、後ろに反らすことができない状態でした。

ある日のこと、スミスさんはいつものように私のクリニックに治療を受けに来ていました。その日は混んでいたので、私は「先に治療室に入って、治療台の上にうつぶせになって待っていてください」と指示しました。しかし、その真ん中から折れる形の治療台は頭側が上がった状態でした。前の患者さんが使用したままだったのです。

スミスさんは治療台を元に戻さずに、うつぶせになっていました。そして、しばらく誰もそれに気づかなかったのです。この腰を反った状態は、当時腰痛にもっとも悪いとされていた姿勢でした。

スミスさんの治療に取りかかろうと治療室に入った私は、それを見てあわてましたが、彼の言葉にさらにびっくりしました。

「この3週間で今が一番いい状態ですよ」

実際に太ももの痛みはすっかりなくなり、右の腰とお尻にあった痛みは、腰の真ん中に移動していました。しかも腰を後ろに反らしても、激しい痛みは起こらなくなっていたのです。

治療台から降ろして立たせると、彼は腰をまっすぐに伸ばして立つことができ、太ももの痛みもなくなったままでした。

何が起こっているのか分かりませんでしたが、試しに次の日もスミスさんに同じ姿勢をとらせてみたところ、腰の真ん中に残った痛みもすっかりなくなってしまいました。

注目していただきたいのは、スミスさんがこの姿勢をとったことによって、右側の腰とお尻から太ももにあった痛みが、腰の真ん中に移った現象です。このように下肢《かし》やお尻の痛みが腰の真ん中へ移ってくる現象を、「中央化現象」と呼びます。

痛みが腰の真ん中へ移動してくる現象が起きれば、腰痛がよくなる可能性が高いと言えます。

スミスさんの偶然の事件がきっかけとなってマッケンジー法が生まれ、腰痛治療に携わる世界中の理学療法士や医師に活用されるようになりました。

国際マッケンジー協会認定の資格を持つセラピストは、中央化現象を目安にして、患者さんに最適な治療方法を提供しています。腰痛は一見どれも同じようにみえますが、原因はさまざまで、対処法もそれぞれにあったものでなければなりません。

マッケンジー法に精通したセラピストならば、その原因・対処法ごとに鑑別することができます。他の方法では、腰痛を的確に鑑別して、治療方法を提供することはできません。国際マッケンジー協会認定のセラピストが、もっとも安全かつ効果的に腰痛を治すことができるという研究結果が出ています。

ロビン・マッケンジー

誤解だらけの腰痛治療

CHAPTER

I

腰痛を繰り返している皆さんへ

世の中には数多くの腰痛に関する書物が出版されていますが、本書とそれらとは大きな違いがあります。その違いとは、この本が「自分でどうやって腰痛を治し予防するか」について書かれている点です。

本書を手に取られた読者のなかには、ここで紹介しているエクササイズを手っ取り早く始めたいと思う人もいるかもしれませんが、それはちょっと待ってください。

腰痛に関する予備知識を頭に入れておかないと、腰痛を完全に治すことはできません。ぜひ、最初の章から読んでいただくことをおすすめします。

多くの人が一生のうちに一度は、腰痛を経験します。

病院へ行けば、腰痛は筋肉の炎症、椎間板《ついかんばん》のずれ、ぎっくり腰、関節炎やリウマチなどと医師から説明されます。下肢《かし》に痛みがあれば坐骨神経痛《ざこつしんけいつう》と診断されるでしょう。ただし、それで腰痛が完治するとはかぎりません。

本書は世界で数百万部売れており、「腰痛が治った、楽になった」という喜びの声をたくさんの方々からいただいています。この本を読めば、これがもっともお金のかからない方法であることがわかるでしょう。

これまで何度も腰痛を繰り返していませんか？

腰痛は以前より悪くなっていませんか？

リハビリや整体に通って痛み止めを飲んでも、腰痛は続いていませんか？

今までいろいろな方法を試しても効果がなくて、この本を読んでいるのではありませんか？

われわれの調査によると、初めて腰痛になった人がこの本を買うことはあまりなく、なかなか治らない人に購入されることが多いようです。腰痛になった人のうち60〜75パーセントが完治せずに再発していますが、この本によって自分でできる腰痛対策を理解すれば、腰を管理できるようになり、長年苦しんだトンネルから抜け出すチャンスが出てくるのです！

私はこれまでの35年間、毎年1000人以上の患者を診てきましたが、本書で紹介する方法が本当に必要だったのは、何度も腰痛を繰り返している人や慢性的な腰痛に悩まされている人でした。自分で何をしたらいいかが分かれば、ほとんどの人は腰痛を管理できるようになるのです。

これまで腰痛の患者には、施術者が手を使って治療する徒手療法《としゅりょうほう》が一般的で、私も以前は脊椎《せきつい》の徒手療法を行っていましたが、エクササイズの効果を明らかにするため、すべての患者にエクササイズだけを行うように指導したところ、徒手療法が必要な患者はほとんどいないことが分かりました。

エクササイズの効果については本書の価値を検証した研究があり、その調査において、慢性的な腰痛に約10年間悩まされていた人に本書を読んでもらったところ、多くがここで紹介しているエクササイズと姿勢の矯正《きょうせい》を実践し、18カ月後には約80パーセントの人の痛みが軽減していました（Udermann他の研究、２００４年）。

腰痛は「自分で」管理する

腰痛の原因は分かっていないことが多く、理由なく突然痛みが出ることもしばしばあります。腰痛になれば普段のちょっとした動作にも支障をきたし、寝つきが悪くなって就寝中に何度も目を覚ますようなことも起こります。

ところがいつの間にか痛みがなくなっていることもあり、たいていの人は、腰痛がひどいときは冷静ではいられずに痛みから楽になることだけを考えているのに、いったん治まると腰痛のことを忘れてしまうのです。そして、再び腰痛に襲われると自分では何もせずに、再発したにもかかわらず前回と同様の応急的な治療で痛みを取ってもらおうとします。このようなことは、腰痛の知識がなく、自分で痛みへの対処や再発の予防ができないために起こります。

自分の腰は自分の責任で守るのです。

腰痛には、マッサージ、脊椎徒手療法、温熱療法、鍼《はり》治療、抗炎症剤の投与、注射などさまざまな治療法があります。多くの患者がこれまでに医師やセラピストからこのような治療を受けてきたことでしょう。もちろんいろいろな治療を専門家から受けることはできますが、最終的に自分の腰を治すには、「自分」で管理していくしかないのです。

いつ起こるかわからず再発を繰り返すことの多い腰痛を自己管理し、自分で治療していくのは当然の考え方で、腰痛を長期間コントロールするためには他のどんな治療よりも効果的です。

腰痛の多くは、関節などの体の可動部の力学的な問題が原因で、ある動作を行ったり、ある姿勢をとったりしたときに発生します。

一般的に、運転などで長時間座っていると腰痛は悪化し、立ちあがる際に腰を伸ばしづらくなって、まっすぐに立てるまでに時間がかかるようになります。また、庭仕事や穴掘り、掃除、ベッドメイクなどで、中腰の姿勢でいると悪化します。

このような力学的な原因による腰痛では、同じ姿勢でいると痛みが出て、歩いたり姿勢を変えるなどして動き回っているとよくなる傾向があります。1日のなかでも、比較的楽なときもあれば痛みのひどいときもあり、まったく痛みを感じないこともあれば、何をしても痛みが治まらず、絶えず姿勢を変えていないといられないときもあります。

腰痛をめぐる誤解

腰痛の原因や治療については、数々の誤解が一般に広まっているようです。いくつか例をあげてみましょう。

誤解その1　急性の腰痛はすぐに治る

腰痛は治療をしなくてもすぐに治るという見解がありますが、これは、実際の研究結果を正しく反映していません。腰痛になった人の半分以上は再発し、慢性化するという結果が多くの研究で出ています。

イギリスのCroftの研究によれば、一度腰痛になった人の約50パーセントは、1年経っても日常生活に支障が出るほどの腰痛が残ったという結果が出ています（1998年）。Enthoven と Skargren、Obergらの研究では、腰痛になった人の約50パーセントは腰痛を繰り返して慢性化し、5年後も普段の生活に支障があることがわかりました（2004年）。別の研究者は「腰痛は人によっては一生の問題になるため、自己管理に関する指導と説明が必要だ」と言っています。

誤解その2　徒手療法がもっとも効果的である

かつては腰痛や首の痛みに対しては、カイロプラクターやオステオパス（欧米の徒手療法士）による脊椎の徒手矯正がもっとも一般的な治療法であり、20世紀中ごろから理学療法士も徒手的脊椎矯正を活用するようになってきました。手による治療・徒手的脊椎矯正を主な治療手段として用いているのは、現在ではこの3つの職種です。

しかし、ここ10年くらいの研究で、徒手的脊椎矯正の効果はあまりないことが明らかになっています（Koes の研究、1991年、1996年）。

徒手療法は受け身の治療法で、患者の依存心を作り出してしまうことからも医療における価値は低下しています。現在注目されているのは、運動や姿勢の矯正で、これらは問題を自己管理し、治療の専門家からの自立を促してくれます。

普通の腰痛であれば、約80パーセントの人たちは自分で矯正を行うことができ、専門家による脊椎矯正が必要な人は10パーセント程度にすぎません。

米国ワシントン大学の研究によると、マッケンジー法を行ったグループとカイロプラクターの徒手矯正を受けたグループで治療終了1年後の状態を調査したところ、どちらのグループも腰痛は同程度に改善していましたが、マッケンジー法のグループは、より少ない治療回数で改善が得られ、72パーセントの人が再発しても自分で対応できると答えました。

このことは再発しやすい腰痛患者にとっては重要な意味を持っています（Cherkinらの研究、1998年）。

脊椎徒手療法は腰痛を持つ人すべてに行うものではなく、ごく少数の人だけに行うべきものですが、カイロプラクターやオステオパスの診察を受ければ、まず確実に彼らが得意とする徒手矯正術を受けることになるでしょう。

誤解その3　温熱治療や電気治療は治癒の助けとなる

米国健康管理政策研究局が医療関係者向けに報告したぎっくり腰などの急性腰痛治療に関する指針によると、一般的に活用されている温熱治療や電気治療、および超音波治療は、効果が科学的に証明されてないために、使用を推奨できないとされています（1995年）。これらの治療法は根本的な解決とはならず、長期的な効果も認められていません。

マッサージや徒手療法、超音波治療など、患者は寝ているだけの受け身的な治療の検証は数々行われてきましたが、患者に依存心を作り出し、長期的には状況を悪化させるという結果が出ており、最近では敬遠されつつあります。

誤解その4　腰痛の原因は炎症である

腰痛の原因は炎症であるという考えは世間一般に広まっていますが、ほとんどの腰痛においては正しくありません。関節リウマチや強直性脊椎炎《せきついえん》などの関節炎を起こす特殊な病気の場合には炎症が起こりますが、いわゆるぎっくり腰などの急性腰痛は力学的な原因によるものです。

腰痛は、腰を支える靭帯《じんたい》のねんざや、椎間板のわずかなゆがみといった原因で起こり、一般的に言われる〝椎間板のずれ〟は実際には起こりません。

誤解その5　腰痛の原因は骨の変形である

年をとれば誰にでも脊椎の変性は生じます。

変性はレントゲンで骨の変形があればすぐに分かりますが、変性は単に組織の衰えと修復の過程であり、必ずしも痛みの原因にはなりません。腰痛の人だけでなく、腰痛がない人のレントゲンでも変性が見つかることがあります。

誤解その6　安静にしているべきである

急性の腰痛になって1日か2日は安静が必要かもしれませんが、なるべく早く体を動かすことが大切です。

本書で紹介しているエクササイズは、治療期間を短くし、再発を予防するのに有効で、腰痛の予兆が出たらすぐに実行することが成功の秘訣です。

誤解その7　スポーツは止めなければならない

ジョギング、ランニング、サッカー、ゴルフなどのスポーツが腰痛の原因であると誤解した指導により、むしろ状況が悪化することがあります。

確かに接触の激しいスポーツで競技中に腰痛が発生した場合は、その競技が原因である可能性はありますが、腰痛を引き起こす原因は他にもたくさんあります。

治るまで競技を中断した方がいいことはあっても、「スポーツを止めなさい」という指導はほとんどの場合、必要ありません。

誤解その8　腰痛の原因は気象条件である

よく気候などの気象条件が腰痛や関節痛を引き起こすと言われますが、十分な科学的裏付けはありません。

高気圧や低気圧が通ると痛みに影響する、気温が低いと関節が痛くなる、風の吹くところにいると腰痛になるなどという患者の体験談をよく耳にしますが、実際には姿勢が腰痛の原因であることが多く、気候が腰痛の原因になっているわけではありません。

腰痛になった場合は、腰痛をきちんと理解し、姿勢の矯正法やエクササイズを覚え、普段から腰椎《ようつい》に負荷がかからないようにして、生活に支障をきたさないことが大切です。診療を受けるときは、腰痛の自己管理をきちんと指導してくれる治療者を選んでください。患者は知る権利があり、治療者は指導を行う義務があります。

次に挙げる症状がある人は、必ず診察を受けてください。

・ふくらはぎから足先までの痛みが常にある。
・下肢の感覚がにぶかったり、力が入らなかったりする。
・おしっこが出にくい。
・体がだるく調子が悪い。

マッケンジー法に精通し適切に行えるのは、国際マッケンジー協会が認定する資格を有したセラピストだけです。

詳細はこの本の巻末に掲載したアドレスから国際マッケンジー協会日本支部のホームページをご参照ください。

脊椎の仕組み

人間の脊椎は、椎骨《ついこつ》が糸巻きを積み重ねたように並んでいます。脊椎はいくつかの部分に分けられ、頸椎《けいつい》には7個の椎骨、胸椎《きょうつい》には12個の椎骨、腰椎には5個の椎骨があり、その下には仙骨《せんこつ》と尾骨《びこつ》があります。この本では主に腰椎と仙骨を取り上げます。

左斜めから見た椎骨

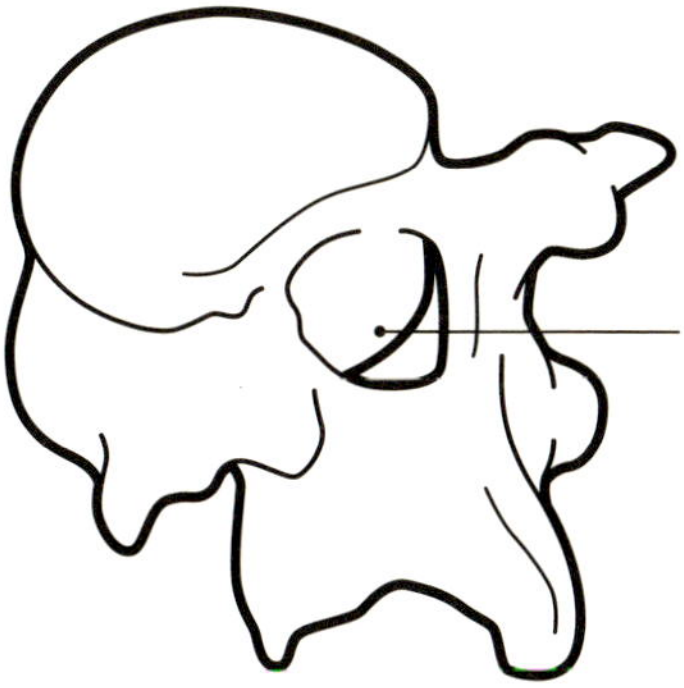

※椎骨の後方にある穴を脊柱管が通り、その脊柱管の中に脊髄という神経の束がある。

左斜めから見た人間の脊椎

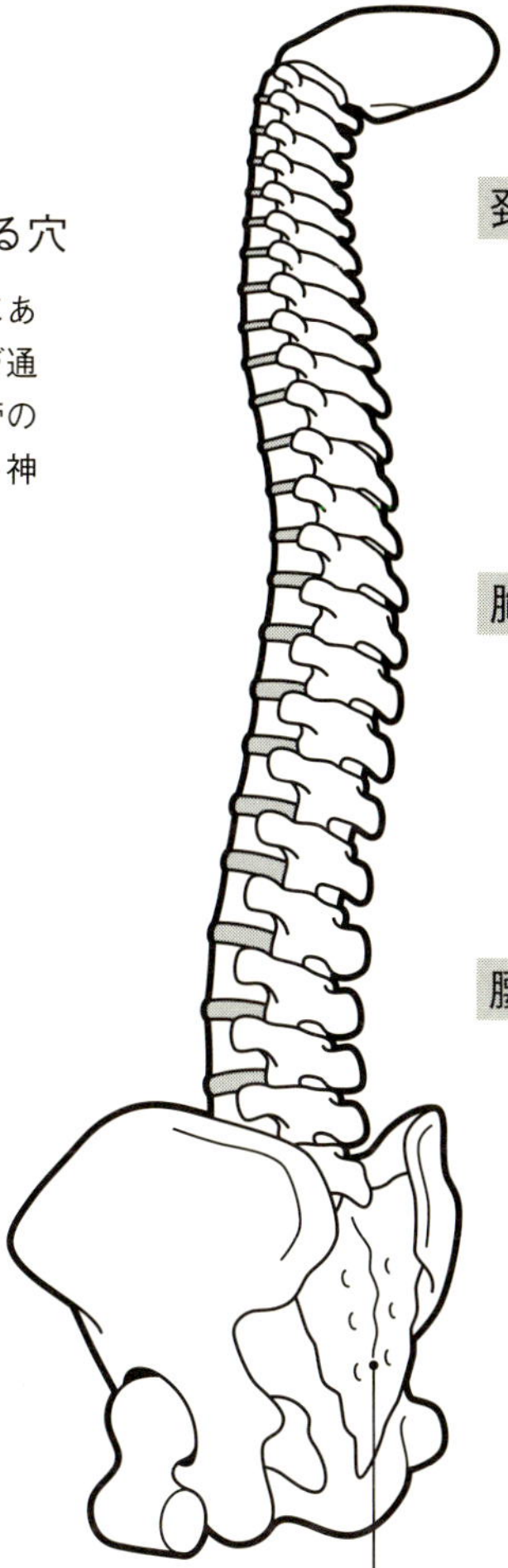

糸巻きを積み重ねたような椎骨

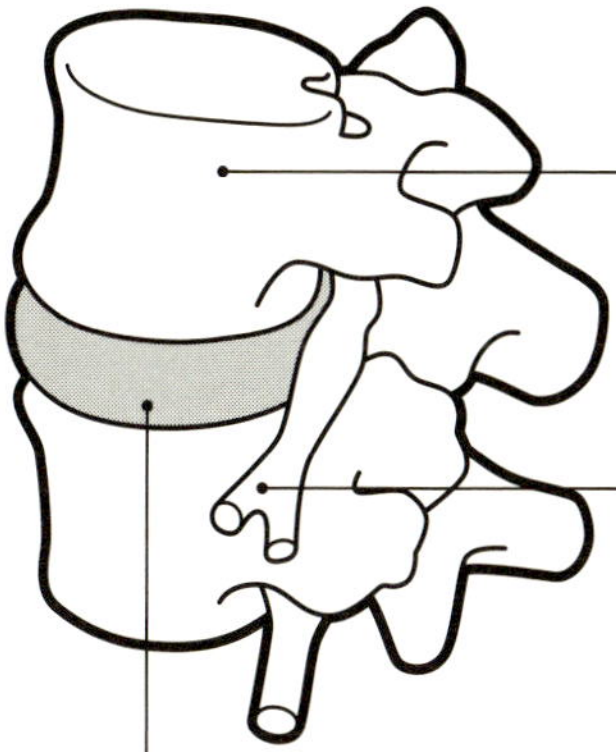

※この中央部にゼリー状の髄核があり、その周囲を線維輪という軟骨組織が包み込んでいる。

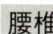

椎骨は前方が椎体《ついたい》と呼ばれる骨で、後方には穴が開いています。椎骨が積みかさなり脊椎を形成すると、この穴が上下に連なって脊柱管《せきちゅうかん》を構成します。脊柱管は脊髄《せきずい》という神経の束を守るための頭から骨盤《こつばん》までの通り道になっています。

椎骨の間には椎間板と呼ばれる特殊な軟骨《なんこつ》があり、脊髄の前方に位置しています。椎間板の中央部には髄核《ずいかく》と呼ばれる柔らかいゼリー状の物質があり、その周囲は線維輪《せんいりん》と呼ばれる軟骨組織に包まれています。椎間板はゴムのワッシャーのようなもので、衝撃を吸収する作用を果たし、その形を変えることで、椎体間の動きや脊柱全体の動きを可能にします。

椎骨と椎間板は、関節で連結されて腰椎を構成します。関節は靱帯で補強された軟部組織によって保持されています。靱帯はテントと支柱を支えるロープのようなもので、過剰な力が加わればロープは切れて、テントが倒れてしまいます。腰の筋肉は、両端が腱《けん》となって関節をまたいで体幹から骨盤までの骨に付着し、筋肉が収縮すると関節が動く仕組みになっています。

※訳注：椎骨と椎間板との連結は線維軟骨結合というもので一般的には関節として扱いませんが、椎間板は脊椎全体の運動性を担うため、本書で関節という場合には椎骨椎間板との結合のことも含みます。

上下の椎骨の間には両側に小さな隙間が空いており、その隙間を通って脊柱管から左右に脊椎神経が出ています。脊椎神経の働きによって、私たちは筋肉を使い力を発揮して体を動かしたり、皮膚を使って温度や圧力を感じたり、痛みを感じたりすることができるのです。痛みは組織が傷んでいることを知らせる警戒システムです。

腰椎や仙骨では、脊椎神経が合流して左右の坐骨神経《ざこつしんけい》を形成します。坐骨神経は下肢の筋肉や感覚を司《つかさど》る働きを担っており、神経が圧迫され過敏になると、下肢に痛みを引き起こすことがあり、これは坐骨神経痛と呼ばれます。

腰痛が起こる本当の理由

４本足の動物と違って、人間の脊椎は歩いているときや働いているときは垂直になっています。腰椎は上半身の体重を支え、座っているときは体重を骨盤へ伝え、立っているときや歩いているときは体重を両足に伝えます。このように腰椎は、上半身と下半身をつなげて脊髄を保護し、体重を支えるという機能を果たしています。

人間の進化とともに脊椎が水平から垂直へ変化してきたなかで、椎間板はより重い重量を支えられるように適応し、衝撃を吸収したり柔軟さを保つために、脊椎にはいくつかの彎曲《わんきょく》が形成されました。

[正しい立位姿勢]

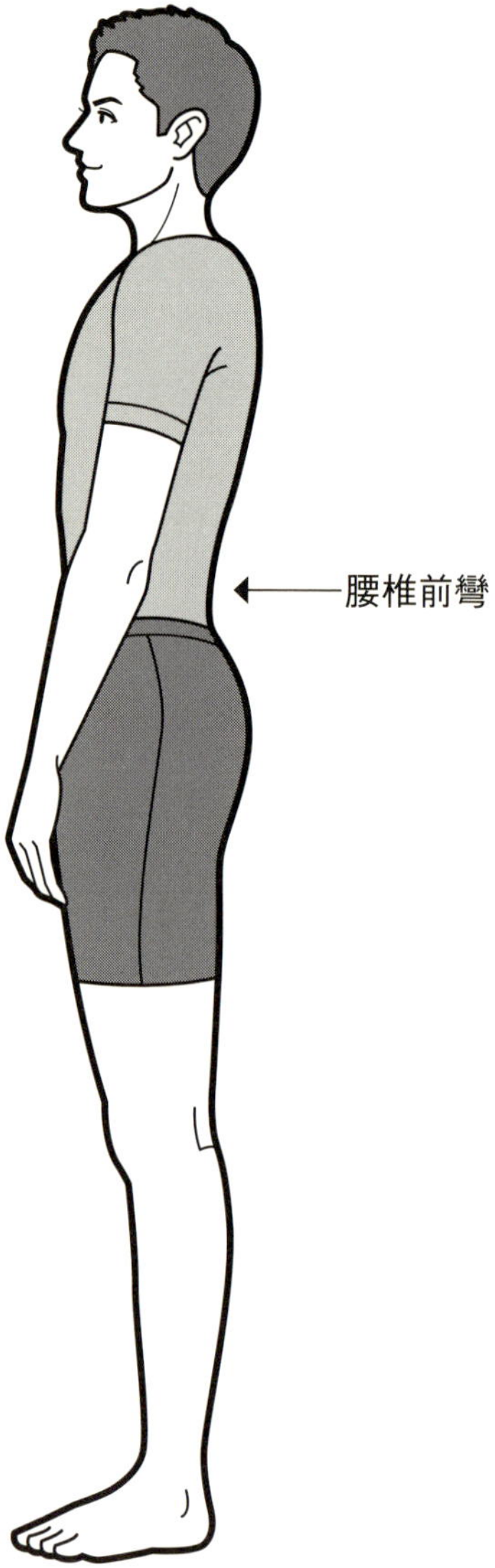

人間が立っているときの姿勢を横から観察してみると、骨盤のすぐ上でくぼんでいるのが分かります。

このくぼみを「腰椎前彎《ようついぜんわん》」といい、どんな人にも認められる自然なもので、成長の過程で形成されます。

腰椎前彎の機能は、この本に書かれていることを理解する上でとても重要です。

まっすぐに立っているときに腰椎前彎は自然に形成されますが、前彎の程度は人によってさまざまです。そして、座ったときや前かがみになったときなど、腰が丸まると腰椎前彎はなくなります。

腰椎前彎がなくなる動作を何回も行ったり、なくなる姿勢を長時間続けたりすると、腰痛が引き起こされることがあります。腰の靱帯が疲労し引き伸ばされた結果、靱帯が傷んで腰痛を引き起こすと考えられます。

関節周囲の靱帯や軟部組織が引き伸ばされると痛みが起こります。このような痛みを「力学的原因による痛み」といい、脊椎にかぎらず体中のどの関節においても起こります。力学的原因による痛みがいかにたやすく起こるかを理解するために、簡単な実験をしてみましょう。

片方の手の人差し指をしっかりと伸ばされていることを感じるまで、もう片方の手を使って反らせ、しばらくそのままにしていると、初めは軽い不快感だけですが、時間が経つにつれて痛みに変わってきます。場合によっては痛みを感じるまでに、1時間ほどかかることもあります。

もう一度、今度は指を伸ばされていることを感じるところを通り越して、痛みを感じるところまで強く反らせます。これは伸ばしすぎの状態（オーバーストレッチ）で、そのまま指を反らせ続けると、指の組織が損傷してしまうという警告として痛みが出ています。

警告に従ってオーバーストレッチするのを止めれば、すぐに痛みは止まり、組織も損傷せずに済みます。痛みに留意していれば、一時の力学的負荷によって組織が損傷することはありません。逆に痛みの警告を無視して、指をオーバーストレッチしたままでいると、関節の周りの靭帯や軟部組織は傷んでしまいます。

いったん損傷するとオーバーストレッチを止めても痛みは治まりません。伸ばしたままの状態より痛みはやわらぎますが、元の状態に戻しても痛みは残ったままです。再び指を反らす方向へ動かせば痛みは強くなり、組織がある程度修復するまで痛みは治まりません。組織は数日で修復しますが、毎日指を反らし続けていれば、修復にもっと長い日数がかかるでしょう。

悪い姿勢は腰痛を引き起こす

同じことが腰の靭帯をオーバーストレッチしたときにも起こります。

人間の背骨でもっとも力学的に負担がかかるのは、骨盤のすぐ上の部分になります。これは実際に脊椎のトラブルが、腰でもっとも多いという事実からも正しいと言えます。

前述の指の例と同様に、腰においても靭帯が長時間オーバーストレッチされたままでいると痛みが生じます。特に悪い姿勢が習慣化している場合に起こりやすく、だらけた楽な姿勢でいると靭帯がオーバーストレッチされてしまいます。

だらけた姿勢のために痛みが生じたならば、それは自分の責任です。まず問題点と対策を理解し、悪い姿勢に注意して自分の責任で痛みを予防していくことが必要です。組織が長時間オーバーストレッチされたことによって生じる痛みを「姿勢症候群《しせいしょうこうぐん》（Postural Syndrome）」と呼びます。

また、力学的原因による痛みは、外部から大きな力が加わり、組織が損傷するまで伸ばされて起こる場合もあります。

例えば、転んだり、ラグビーのタックルなどで腰に大きな力がかかったときに組織が傷みます。重いものを持ったときにも脊椎の関節を保護している靭帯がオーバーストレッチされて損傷することがあります。こうした状況は不意に起こるので、損傷を避けるのは困難です。

関節周囲の軟部組織がオーバーストレッチされると、靭帯が痛みの発生源になることが一般的ですが、脊椎の場合には他の要素も考慮する必要があります。というのも、椎骨周囲の靭帯は衝撃を吸収する椎間板を守る壁としての役割もあるため、その靭帯が損傷すると椎間板に影響が出て、腰痛を引き起こしたり症状を悪化させたりすることがあるからです。

椎間板の衝撃吸収能力が低下し、椎間板を守る壁の役割を果たしている椎骨周囲の靭帯が損傷すると、さまざまな問題が生じてきます。

椎間板の髄核が突出し、靭帯を突き破って痛みを引き起こすこともあります。椎間板の突出が神経に触れるようになると、腰から離れたふくらはぎや足などに痛みや、感覚がにぶくなる、ビリビリする、力が入らないなどという症状が出ることがあります。

髄核が大きく突出すると、椎間板の形はゆがみ、椎骨が前方、あるいは左右どちらか片側に傾いてうまく動かなくなります。これが、ひどい腰痛の人が立ったときに体を片側に傾けたり、前かがみになったりする理由です。

このように、急性の腰痛で腰をまっすぐ伸ばせなくなった場合は髄核の突出が考えられ、特にきっかけがなくても起こります。本書では、椎間板のゆがみ、髄核のずれを原因とする痛みを「偏《へん》位《い》症《しょう》候《こう》群《ぐん》（Derongement Syndrome）」と呼びますが、後ほど紹介するエクササイズはこの偏位症候群を解決する方法として構成されています。

※訳注：一般的な腰椎椎間板ヘルニアはこの偏位症候群に相当します。

傷んだ腰を回復させるには

椎間板のゆがみや髄核のずれがどのようなものか、以下の実験でイメージがしやすくなります。

まず両手を水で濡らし、手のひらに固形石鹸《せっけん》を挟んで両手の付け根を押しつけてみてください。両手の間の石鹸は圧力の高い両手のひらから移動して、指の間から押し出されていきますが、両手の力をゆるめれば、すぐに石鹸は手のひらに戻ってきます。

椎骨の間の椎間板はこの石鹸のように動きます。体を前屈《ぜんくつ》させると、椎間板の髄核は後ろに移動します。体をまっすぐに戻せば軽度のずれは元に戻りますが、前にかがんだ状態で長い間いると髄核の後ろへのずれは大きくなり、痛みを引き起こすことがあります。

通常は、椎間板はしっかりとした靭帯で保護されており、髄核が飛び出ることはありません。靭帯がしっかりしていれば、腰を後ろに反らすことにより、ゆがみを修正して痛みを治すことができますが、靭帯の強度が落ちていると椎間板の突出が神経に触れて、お尻やふくらはぎに痛みを引き起こしたりするのです。

靭帯が弱っていても椎間板のゆがみを元に戻すことは可能ですが、エクササイズを行うにあたっては、より慎重に対処する必要があります。

椎骨と椎間板の動きについての理論を私が初めて発表したのは1980年のことでしたが、当時の医学界からは相当な批判を受けました。しかし、この本の初版が出版されてから、アメリカやイギリスでは椎骨と椎間板に関して多くの研究が行われ、この理論は今では証明されています。

一度軟部組織が損傷してしまうと、完全に修復され、機能が回復するまで痛みは治まりません。損傷した組織が修復するまでの期間は、傷口が開くような動作は行わないことが大切です。

例えば、前にかがめば腰の靭帯はオーバーストレッチの状態になるため、この動作を繰り返すと傷口は開き、修復はさらに遅れてしまいます。逆に、前屈を控えて腰椎前彎を保つようにすれば、傷口が閉じた状態が維持されて回復に向かいます。

このようなことが腰の内部で起こっていることを想像するのは難しいかもしれませんが、仮に手の指を切ったと想像してみてください。もし毎日のように指を曲げていたら、そのたびに傷口が開いてなかなか治らないでしょう。しかし、1週間ほどその指をまっすぐにしておけば、傷口はふさがって修復され、いずれ、指を曲げても傷口が開く心配はなくなります。これと同じことが、腰についても当てはまります。

マ ッ ケ ン ジ ー コ ラ ム 1

1983年に、私はアメリカ整形外科学会の大会で招待講演を行いました。講演後の質疑応答で、ある著名な整形外科医から「マッケンジーさん、われわれ整形外科医は、これまでずっと手術で椎間板を見ていますが、椎間板は動きません。もういいかげんなことは言わないでください！」といって批判されました。しかし、それから25年後にその先生は、その時の自分の発言の誤りを認め、謝罪してくれました。

るのです。

損傷した組織が修復されたときには、そこに瘢痕《はんこん》（傷あと）が残ります。

瘢痕は正常な組織に比べて弾力性がなく、時間が経つと縮む性質があり、その部分を動かそうとすると瘢痕が引き伸ばされるため痛みを感じます。損傷したところと同じ場所が痛むため、まだ傷が治っていないと思うかもしれませんが、この痛みは瘢痕が引き伸ばされたことによるものなのです。

ただし、適切なエクササイズを行って、柔軟性をきちんと回復させておかないと、瘢痕がその後何年もの間痛みや硬さの原因となる可能性があります。もともとの損傷は治っているのに瘢痕そのものが動きを制限して、引き伸ばされたときに痛みを出す状態を「機能障害症候群《きのうしょうがいしょうこうぐん》（Dystunction Syndrome）」と呼びます。

腰痛の場合、痛みを感じる場所は人によってさま

[痛みの位置]

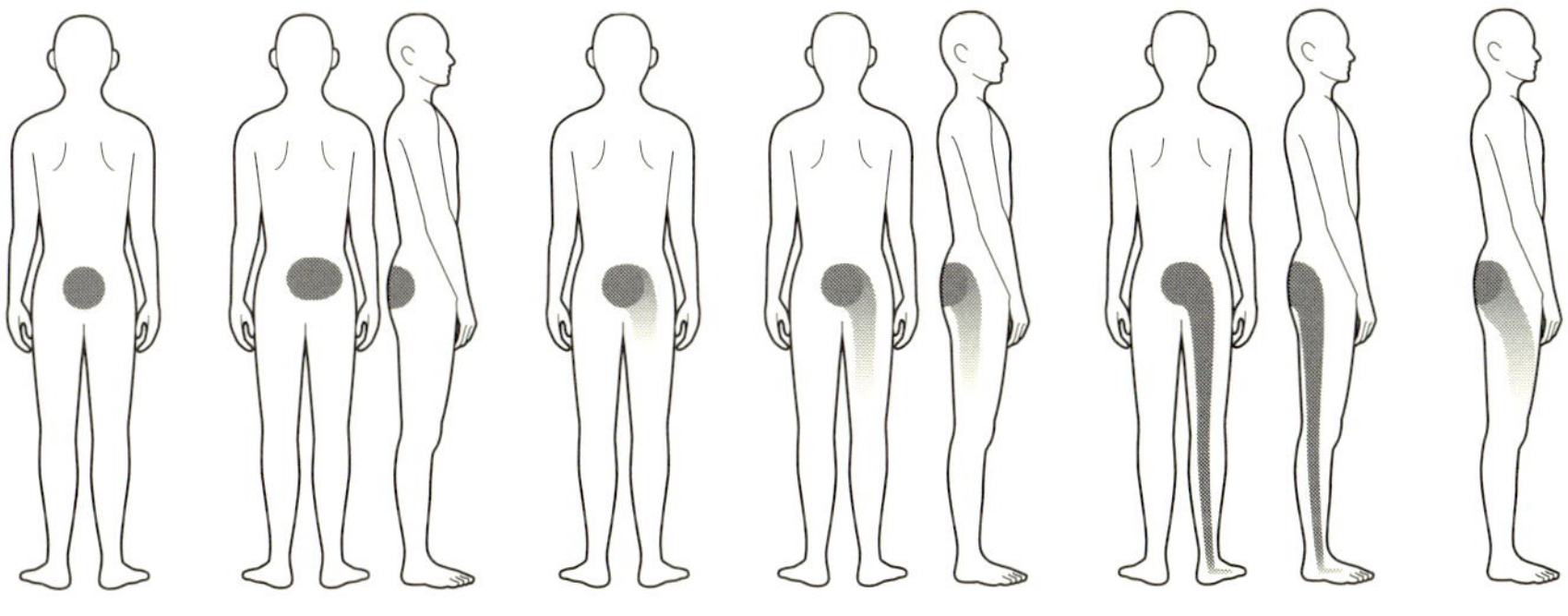

痛みを感じる場所は、人によってさまざま。

ざまです。初めての腰痛では、腰の真ん中やどちらか片側、お尻またはベルトの周辺に痛みを感じることが多く、2〜3日すれば治まります。その後、腰痛を繰り返すようになると、膝《ひざ》や太ももの後ろ側、外側、さらには足先にまで痛みが広がっていくことがあります。

まれに、太ももから膝にかけての前側が痛むこともあります。動きや姿勢によって痛みの強さや場所が変わることもあり、ある動きをするとお尻が痛くなり、また別の動きをするとお尻の痛みが消えて腰に痛みが出てくるといったことが起こります。

症状が重い場合には、腰痛に加え、膝から下の感覚がにぶくなったり、力が入りにくくなるといった症状が出ることもあります。

腰痛の自己診断

本書で紹介している対策を行うことで、多くの人の症状は改善するでしょう。さらに、痛みがすっかり治まって完治する人も多いでしょう。ただし、姿勢を意識し、エクササイズを実行しなければよくなった状態を保つことはできません。注意点を守って、すぐにでもエクササイズを実践してみてください。

10〜15パーセント程度の人は改善しない可能性もあります。

エクササイズを行う前から、痛みが着実にひどくなっていて、発症してから2週間経っても治まらない、あるいはエクササイズを行うとすぐに症状が悪化し、2日経っても治まらない、といった状況であれば、エクササイズを中止して、かかりつけの医師かマッケンジー法に精通したセラピストに相談してください。

また、以下の項目のいずれかに当てはまる人は、本書で紹介するエクササイズは始めないでください。症状がはっきりしない場合には、かかりつけの医師に相談してください。

・膝から下の痛みがひどく足や足の指先に力が入りにくい、感覚がにぶい、ピリピリするといった症状がある。
・最近、大きな事故にあって腰痛になった。
・腰痛になってから尿が出にくい。
・急性腰痛に伴って、倦怠感《けんたい》や体調不良を感じている。
・癌《がん》になったことがある。
・熱がある、体温が高くなった。あるいは汗が出るようになった。
・腰痛に加えて、他の症状が出てきた。

この本に紹介されているプログラムだけで自分の腰痛を治療できるかどうか、チェックリストで自己診断してみましょう。

下のチェックリストのすべての項目が「はい」ならば、この本で紹介している自分で治すプログラムがまさに適しています。

5つ以上の項目で「はい」ならば、このプログラムで症状を改善する、あるいは完治させることが期待できます。ぜひ、プログラムを始めてください。

「はい」が4つ以下の場合は、専門家による治療が必要になるかもしれません。かかりつけの医師かマッケンジー法に精通したセラピストの診療を受けましょう。

［自己診断チェックリスト］

はい	いいえ	1日のうちで痛みを感じない時間がある（10分程度でもOK）。
はい	いいえ	膝より下には痛みが出ていない。
はい	いいえ	しばらく座っていると痛くなる。あるいは、立ち上がるときに痛みを感じる。
はい	いいえ	前かがみの姿勢でいると痛みがひどくなる。あるいは、長時間前かがみの姿勢をとった後（例えば掃除、アイロンかけ、穴掘り、ガーデニングなど）で痛くなる。
はい	いいえ	朝起きるときは痛いが、30分ほどたつと痛みがやわらぐ。
はい	いいえ	じっとしていると痛い。もしくは動いていると痛みがやわらぐ。
はい	いいえ	歩いていると痛みがやわらぐ。
はい	いいえ	うつぶせでいると痛みがやわらぐ。※うつぶせになって2～3分は痛みが強くなるが、そのままでいると痛みがやわらいでくるのであれば、答えは「はい」になります。
はい	いいえ	ここ数カ月あるいは数年の間に何回も腰痛になっている。
はい	いいえ	再発を繰り返している場合、腰痛のない期間はどんな動きをしても痛みがなかった。
はい	いいえ	再発を繰り返している場合、腰痛のない期間は普段の生活で痛みは出なかった。
はい	いいえ	お尻や太もも、ふくらはぎに痛みがある場合、腰の痛みは常にあっても、お尻や太もも、ふくらはぎに痛みをまったく感じない時間がある。

姿勢の矯正

CHAPTER 2

悪い姿勢とは

腰痛の原因でもっとも多いのは、腰に負担のかかる姿勢です。

このタイプの腰痛では、悪い姿勢で長時間座り続ける、長時間中腰でいる、無理な姿勢で重い荷物を持ち上げる、悪い姿勢で長時間立ち続ける、悪い姿勢で長時間寝るといったことが原因になっています。このような腰に負担のかかる姿勢のときは、腰が丸まっており、腰の上のくぼみである腰椎前彎《ようついぜんわん》がなくなっています。

仕事や趣味において多くの人は、腰が丸まり腰椎前彎のない状態で長時間過ごしています。逆に、腰をいっぱいまで反らせる動作はほとんど行いません。

腰椎前彎のない姿勢を長時間続ければ、やがて腰椎前彎ができなくなってしまいます。前彎のないまっすぐな腰椎は慢性的な腰痛と深い関連があることがわかっています。

悪い姿勢が習慣となってしまっており、それが腰痛の原因となっていることに気づかなければ、根本的に解決するための方法がわからないということですから、一生腰痛から逃れられません。

悪い姿勢によって起こる腰痛は、初めのうちは単に姿勢を直すことですぐによくなります。しかし、長い間悪い姿勢を続けていると、外傷と同じような損傷が起こることがあり、時間が経つにつれ、関節や周囲の組織の摩耗《まもう》と弾力性の低下による老化が起こります。

高齢者によく見られる背骨の変形は、悪い姿勢を続けた結果です。背中が丸まるにつれて肺が圧迫されるようになって呼吸がさまたげられたり、内臓をきちんと支えられなくなるなど、腰痛以外にも二次的な悪影響を体に及ぼすようになります。

前かがみで背中の曲がった姿勢は、年をとったら避けられないと考えている人がいますが、そんなことはありません。1日に1度でよいので、背すじを伸ばして立ち、いっぱいに体を反らせることが予防策となります。そうすれば、背中が曲がることもないでしょう。

座る姿勢が悪いと腰痛を引き起こし、さらには腰痛を長引かせ悪化させる原因になります。長時間座っていると、ほとんどの人は背中が丸まってきます。

レストランや映画館で周りの人の姿勢を観察してみると、ほとんどの人の背中が丸まり猫背になっていることに気づきます。私たちの社会では、悪い姿勢はごく当たり前のことのようになっていますが、これは座ることが多くなった生活様式と関係しています。

何分か一定の姿勢のままで座っていると、腰の筋肉は疲れてゆるんできます。するると体が椅子《いす》に沈んで、猫背になります。この猫背の姿勢で長時間座り続けると、靭帯《じんたい》が引き伸ばされて痛みが出てくるのです。猫背が習慣になり多くの時間を過ごすようになると、椎間板のゆがみを引き起こし、座っていなくても痛みを感じるようになります。

事務仕事をしている人は、何時間も背中を丸めて座っているため腰痛になりやすく、姿勢を改めなければ、徐々に腰痛が悪化していくでしょう。

最初のうちは、長時間座っていたり立ち上がったりするときに腰に違和感がある程度かもしれません。この違和感は軟部組織が軽く引き伸ばされることによって起こります。組織は数秒で元の状態に戻ることができるので、違和感もすぐに治まります。

次の段階になると、立ち上がるときに痛みが出るため、腰が伸びるまでしばらくの間慎重に歩かなければならないようになります。腰が完全に伸びた後も痛みが続くこともありますが、これは腰の関節に小さなゆがみが生じ、その修復に数分かかるために起こります。

さらに進んだ段階になると、立ち上がるときにギクッという激しい痛みに襲われ、まっすぐに立つことができなくなります。この段階になると、関節のゆがみが大きくなっていてすぐには修復できないため、痛さのあまり動けなくなってしまいます。

この状態で無理に動こうとすると、ゆがんだ椎間板が周囲の組織を引き伸ばし、症状をさらに悪化させてしまいます。ふくらんだ椎間板が坐骨神経《ざこつしんけい》に触れ、下肢《かし》に痛みなどの症状を引き起こすこともあります。

姿勢矯正エクササイズ

腰痛の原因となる姿勢の問題でもっともよく見られるのが、悪い姿勢で座ることなのです。これを防ぐには、座る姿勢を正しくすることと、ある程度時間が経ったら立ち上がるといった対処をする必要があります。

ここでは悪い姿勢を直し、正しい姿勢を獲得するためのエクササイズを紹介します。

現時点で、姿勢以外の原因から来る痛みもあるなら、姿勢の矯正に加えて別のエクササイズを行う必要がありますが、痛みをとり機能を改善させるエクササイズは、別の章で説明します。

今までは腰痛を感じることなく悪い姿勢で座っていたとしても、いったん腰痛になったからには、座るときの姿勢に注意を払い、これまでの姿勢を正しましょう。

正しく座るには、まず座ったときに腰椎前彎をつくる方法を覚える必要があります。

そのためには「猫背と過矯正動作」を習得してください。これができるようになった後に、長時間、腰椎前彎を保つことを覚えていきます。

腰椎前彎を回復させるときは、ゆっくりと慎重に行います。いい加減にやってはいけません。ゆがんだ関節を元に戻すにはある程度時間をかける必要があり、急いで無理に戻そうとすると関節周囲の緊張が強くなり、かえって腰痛を悪化させる可能性があります。

[猫背と過矯正動作]

背中の力を抜いた猫背の姿勢から、過度に腰椎前彎を強調した過矯正の姿勢への①から③への動きを、リズミカルに繰り返します。

このエクササイズは、10～15回を1セットとして、朝昼晩にそれぞれ1セットずつ、1日に3セット行います。また、姿勢が原因の痛みが出たときにも行ってください。

②の過矯正の姿勢をとる場合は、できるだけいっぱいまで伸び上がるようにしましょう。

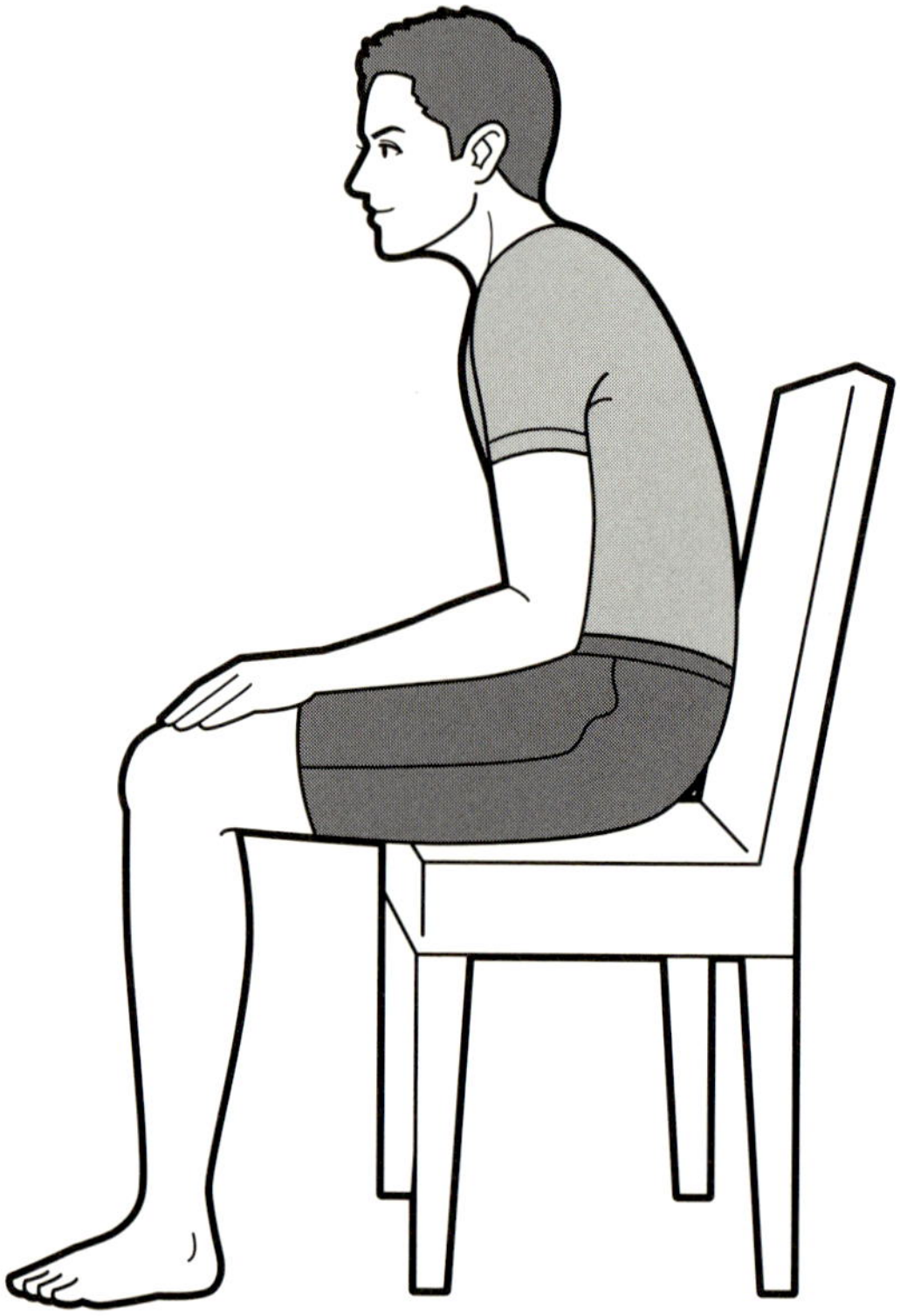

① 椅子やキッチンカウンターの端、ダイニングチェアなどに腰かけて、背中の力を完全に抜き、猫背になってください。これが猫背と過矯正動作の開始姿勢になります。

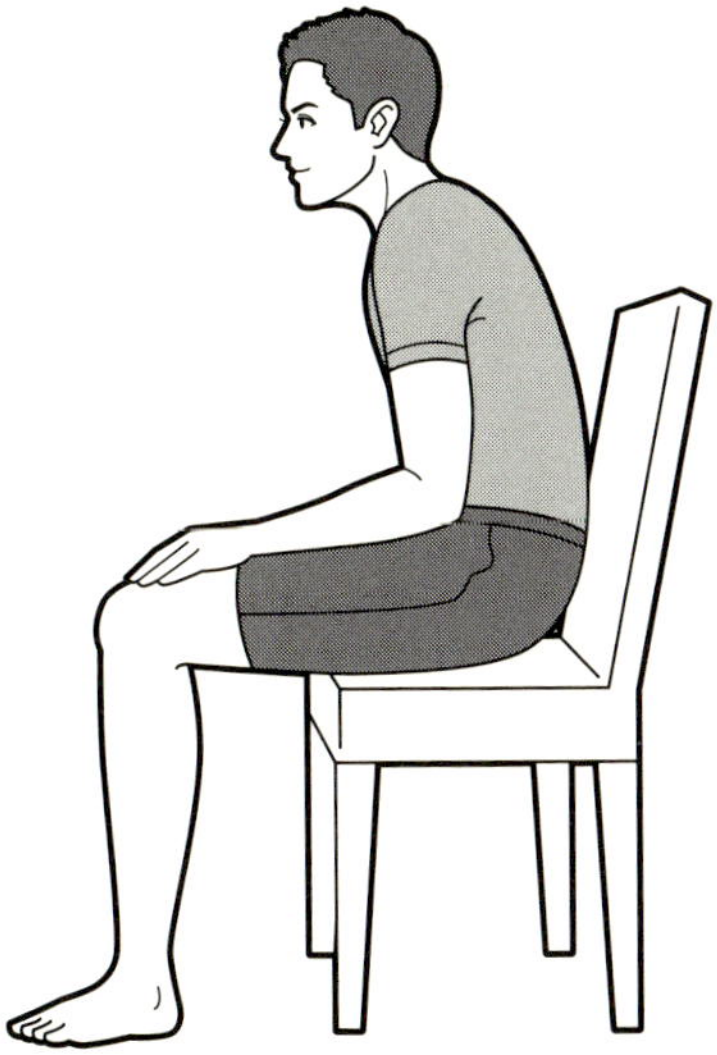

② ①の姿勢で数秒経ったら上半身を引き上げるようにして、できるだけ腰椎前彎（腰の上のくぼみ）を強調してください。これが過矯正の姿勢です。

③ ②の過矯正の姿勢を数秒間維持してから、また完全に力を抜いた①の姿勢に戻ります。

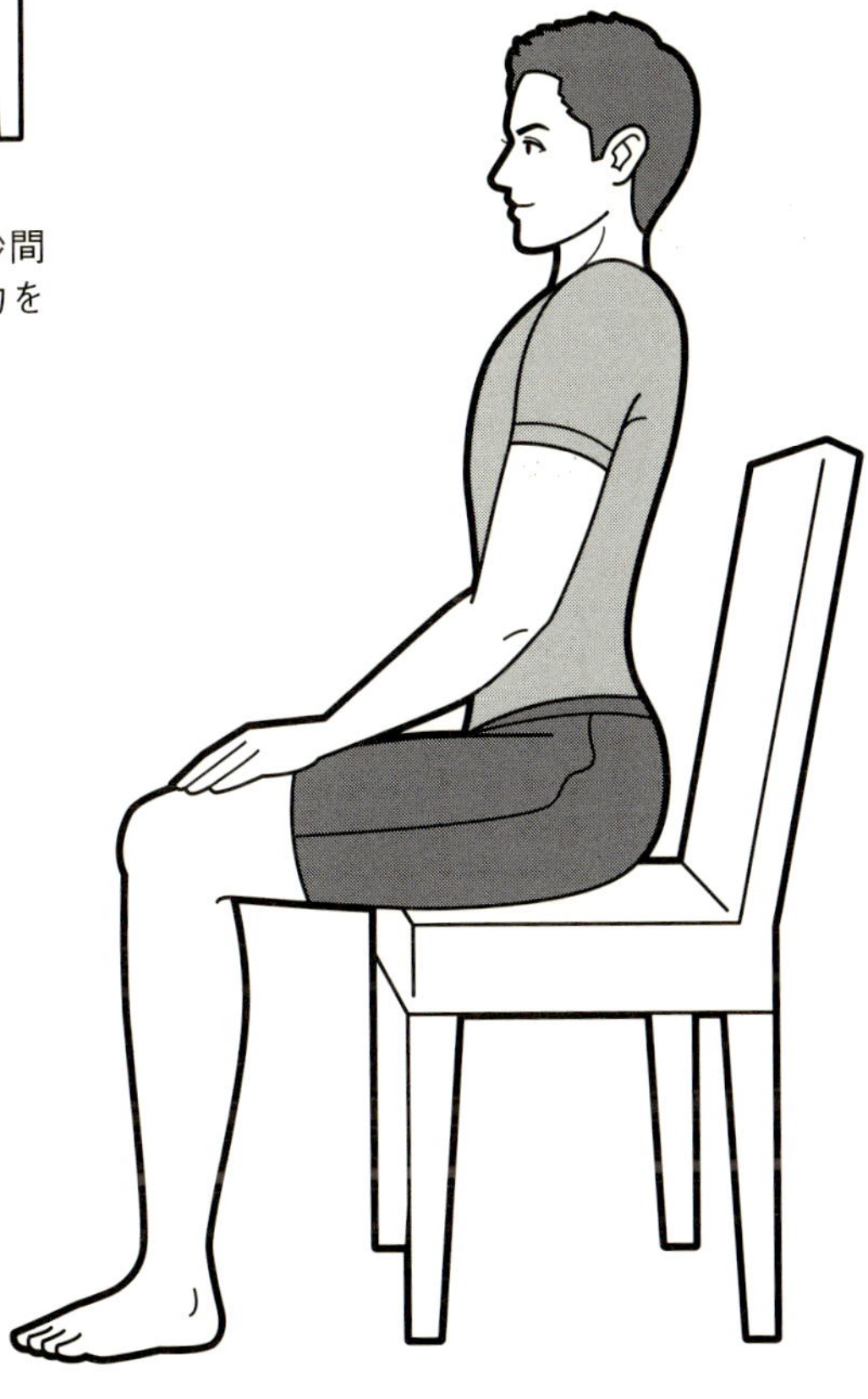

過矯正の姿勢はかなりきついので、長時間保つには無理があります。あまり長い時間、過矯正の姿勢でいると痛みが出る可能性もあります。普段から快適に正しく座るには、過矯正姿勢よりも少しゆるめた姿勢で座らなければなりません。

適切な姿勢を見つけるには、まず過矯正の姿勢をとり、それから腰椎前彎がなくならないように気をつけながら、10パーセントほど緊張をゆるめてください。

［正しい座位姿勢］

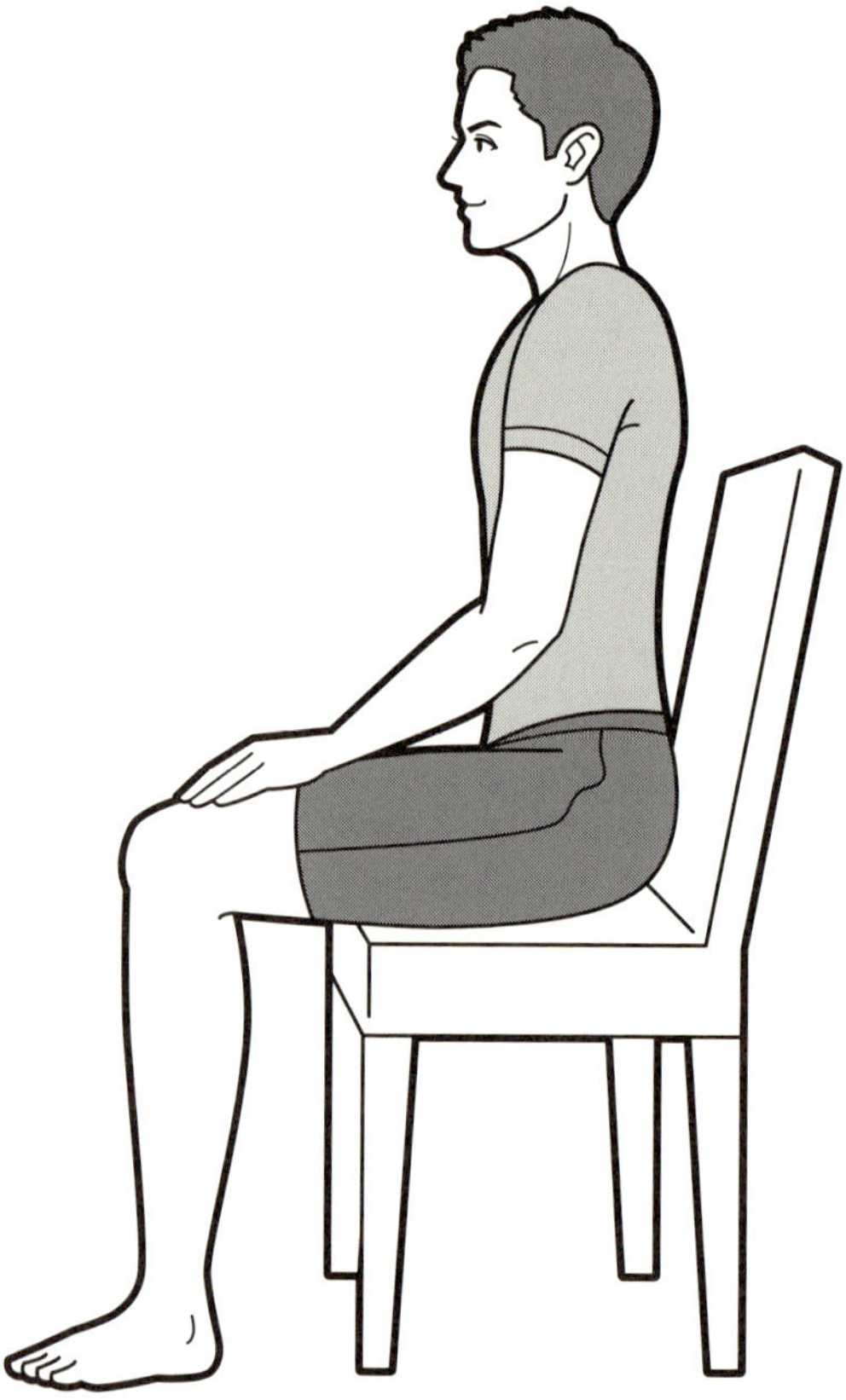

この状態が適切な座位姿勢で、これならば長い時間保つことができます。自分の筋肉で腰椎前彎を保つようにし、完全に力を抜いてしまわないよう常に注意をしましょう。背もたれのない椅子に座るときは、いつもこのように座ることを心がけてください。

正しい姿勢を保つ

ほとんどの椅子は、腰を十分に支えるようなつくりにはなっていません。ですから、腰椎前彎を保ち正しい姿勢で座るためには、車やソファ、食卓などで使えるランバーロールが必要になります。かつては適当な商品はなく、オリジナル・マッケンジー®・ランバーロールが発売されるまでは私の妻が作ってくれていました。今では世界中の会社でランバーサポートが販売されています。持ち運びのできるランバーロールは、腰痛を持っている人が背もたれのついた椅子に座るときにとても役立ちます。

椅子の背には腰椎《ようつい》を支える役割があり、座っている間も立っているときと同様の自然な前彎が保てれば理想的です。

最近では、多くの国でランバーサポートがついた椅子が販売されていますが、それでも腰を十分に支える椅子はほとんどなく、やはりランバーロールを併用する必要があります。オリジナル・マッケンジー®・ランバーロールは販売されていますので、詳細は巻末を参照ください。

その収益は筋骨格系の痛みに対する治療法の研究や、医療教育に活用されています。もしランバーロールが手に入らない場合、クッションやタオルを丸めて代用してください。長期間の使用には向いていませんが、とりあえずの対策としては役立ちます。

正しい姿勢を習得するには、1週間程度かかります。姿勢がよくなれば腰の痛みは軽減し、いい姿勢を維持できれば痛みを感じなくなるでしょう。最初の数週間は悪い姿勢で座るとすぐに痛みがぶり返してきますが、しばらくすると姿勢がくずれることがあっても、痛みなく過ごせるようになります。それでも長時間猫背姿勢で座るのは避けましょう。

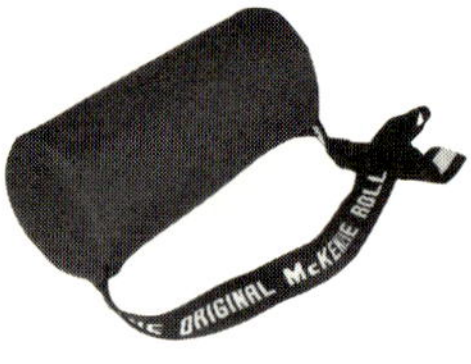

オリジナル・マッケンジー®・
レギュラー・ランバーロール

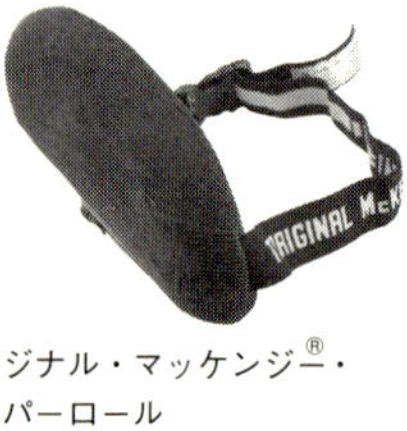

オリジナル・マッケンジー®・
スーパーロール

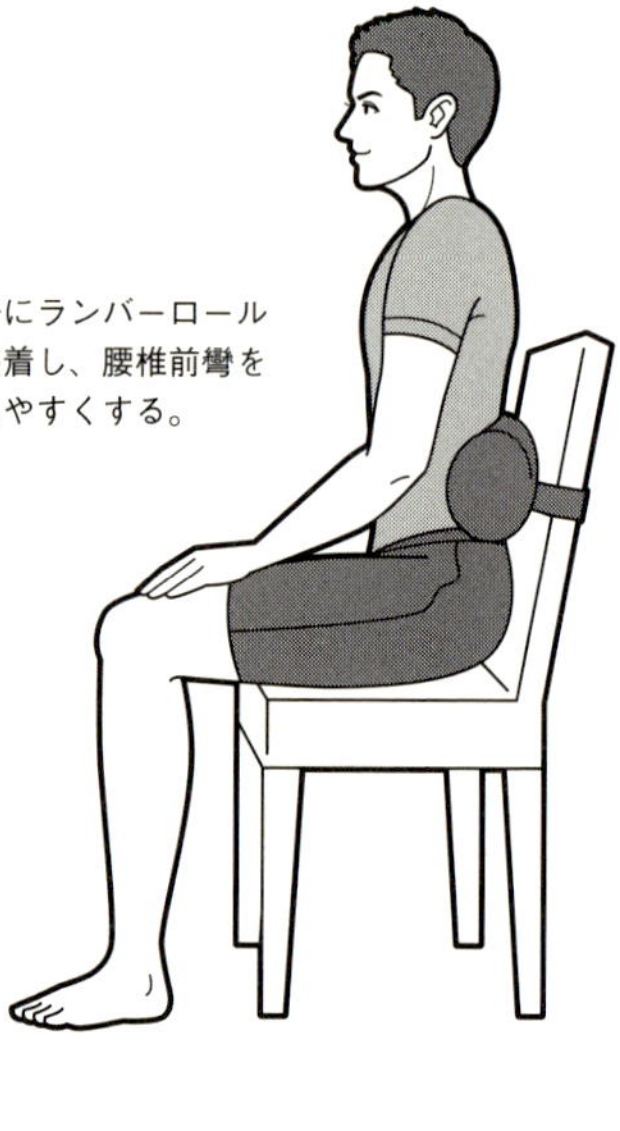

椅子にランバーロール
を装着し、腰椎前彎を
保ちやすくする。

この姿勢の矯正や、この後紹介するエクササイズを始めたばかりのときは、新たな痛みをこれまでとは別の部位に感じることがありますが、この痛みはエクササイズと正しい姿勢の結果として出てきたものであり、数日でなくなります。むしろ、新しい痛みを訴えない患者は、エクササイズを正しく行えていない可能性があります。

国際マッケンジー協会はランバーロールの効果を検証する実験を行いました。腰痛患者を2つのグループに分け、一方には自宅や仕事場、車でも必ずランバーロールを使うよう指導しました。ランバーロールを使ったグループは、使わないグループと比べて痛みがずっと軽くなっていました（Williamsらの研究、1991年）。

休憩を取らずに長時間乗り物に乗っていると、腰

マッケンジーコラム2

ニューヨークからチューリッヒへ向かう飛行機で、ある乗客がオリジナル・マッケンジー®・ランバーロールを使っているのを見かけました。私はその人に自己紹介をして、どのようにしてそのランバーロールを手に入れたのかを尋ねました。彼によると、彼のチューリッヒの主治医は患者さん全員にマッケンジー・ランバーロールを処方しているとのことでした。さらにその人は、「出かけるときは、これが手放せないよ」とつけ加えてくれました。

椎を前彎ができた状態に戻す機会がないため、次第に腰が痛くなってくることがあります。

数時間車を運転すれば、ほとんどの人が腰が凝《こ》ったり違和感を覚えたりしますが、これは腰痛になる前の危険信号です。

それを防ぐためには、ランバーロールを使用する以外にも、定期的に座位を中断する必要があります。

例えば車で長距離を移動する際は、1時間おきに車を降りて5～6回腰を後ろに反らせて（方法はエクササイズ4、76ページを参照）、少し歩きましょう。椎間板にかかる圧力を下げて、周囲の組織の緊張をやわらげる効果があります。


多くの航空会社では相変わらず腰に悪い座席を使っているので、長距離便に乗るときは、小さなクッションかオリジナル・マッケンジー®・エアバック（空気でふくらませる旅行用ランバーロール）を使い、定期的に座席から立って歩くようにしてください。

これは腰だけでなく、下肢の血行を促すためにも大切な処置です。このような簡単な対策で、腰痛の発症を抑えることができます。

正しく立つために

立っているときには、腰椎は自然に前彎していますが、長時間立ち続けていると腰椎前彎が強くなりすぎて痛みが出てくることがあります。この痛みは、しばらく腰を曲げているときの痛みとは異なったものです。

筋肉が疲労し姿勢がくずれるのは長時間座っているときと同じですが、力を抜いて長い時間立っていた場合は、腰椎前彎が強くなり腰が反りすぎた結果、引き起こされるのです。このような痛みは一時的なものであれば、姿勢の矯正で簡単に治せます。

正しい姿勢で立つには、腰椎前彎を少し減らした状態を保たなければいけません。

適正な姿勢を見つけるためには、まず力を抜いて立ち、胸を反らせてお腹を突き出した姿勢になります。この状態では、腰椎は過度の前彎になっています。

次に、できるだけ背を伸ばすようにして過剰な前彎を減らします。胸を上方に引き上げ、お腹を引っ込め、お尻に力を入れます。

これが自分の筋肉の力で腰椎前彎を減らす、正しい立位姿勢です。

初めのうちはこの姿勢を保つのは大変ですが、練習をすれば長時間維持することができるよう

［正しい立位姿勢］

① まず力を抜いて立つ。

② 胸を反らせてお腹を突き出した姿勢をとる。このとき、過度な前彎となる。

③ ②からできるだけ背を伸ばすようにして過剰な前彎を減らす。

④ 胸を上方に引き上げ、お腹を引っ込め、お尻に力を入れる。

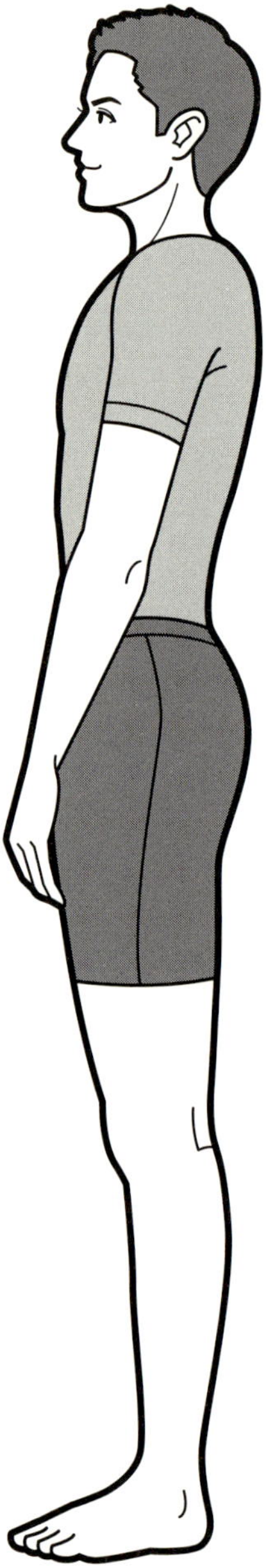

になります。

前にかがんで中腰になる場合は、腰を伸ばして立っているときよりも、椎間板や周辺の靭帯への負担はずっと大きくなります。

家庭での日常の動作では、庭仕事、掃き掃除、掃除機がけ、ベッドメイクなど、腰を前に曲げることがよくあります。

仕事においても、長時間前かがみにならなければいけない職業は、工員、建設作業員、電設作業員、配管工、大工、清掃作業員、庭師、看護師、整備工など、世の中にあふれており、毎日長時間前かがみで働かなければなりません。

前かがみで働くときに腰痛を起こしやすいのは、朝の4～5時間です。

これは私が何千という患者の発症の時間を記録して発見し、1979年に発表したのですが、1998年になってようやく米国の研究者Stover Snookによってこの危険性が確認され、「慢性腰痛患者において、朝早い時間帯の前かがみ動作を減らしたところ腰痛が改善した」と報告されました。

長時間の前かがみで腰痛になる危険を少なくするためには、痛くなってしまう前に定期的に前かがみ姿勢を中断しなければいけません。

まっすぐに立って、腰を後ろに5〜6回反らせてください（方法はエクササイズ4、76ページを参照）。痛みが出る前にこのような対処をすれば、ひどい腰痛にはなることはありません。寝ている間は椎間板に水分が吸収され、膨《ふく》れている状態であるため、起きて4〜5時間は腰痛になる危険性が高まります。

午前中は特に腰を痛めないように注意しなければなりません。

正しく物を持ち上げる

腰が丸まったままの状態で物を持ち上げると、腰椎が前彎している状態で持ち上げるよりも、椎間板にかかる圧力がはるかに上昇することが分かっています。

中腰姿勢による腰痛と同様に、物を持ち上げる動作による腰痛も朝の4〜5時間によく発症するので、頻繁《ひんぱん》に持ち上げ動作をする場合には特に注意が必要です。腰を丸めたままの間違った方法で重い物を持ち上げると、激痛が発生することがあります。

物を持ち上げる際、腰痛になる危険を最小限にするためには、正しい持ち上げ方が不可欠です。

特に重い物を持ち上げる場合には、その直前と直後に立った姿勢で腰を後ろに5〜6回反らせてください。

持ち上げる物がたくさんある場合は、こまめに作業を中断して後ろに反るエクササイズを行いましょう。このエクササイズは、作業の直前までずっと中腰でいたり、座り続けていた場合にはさらに重要になります。

例えば、長時間運転をした運転手が重い荷物を降ろすのは、もっとも腰を痛めやすい作業です。持ち上げる直前と直後に、立って腰を何回か後ろに反らせることで腰の関節のゆがみが修正されて、腰痛を避けることができます。

もし持ち上げる動作による腰痛を過去に繰り返し起こしているならば、数週間、作業を完全に中止して傷めた組織を治すことが先決です。

持ち上げ動作中は、常に腰椎前彎を保たなければなりません。腰を使わず、下肢を伸ばすことによって物を持ち上げるようにしましょう。

正しい持ち上げ方は次のページのとおりです。

[正しい持ち上げ方]

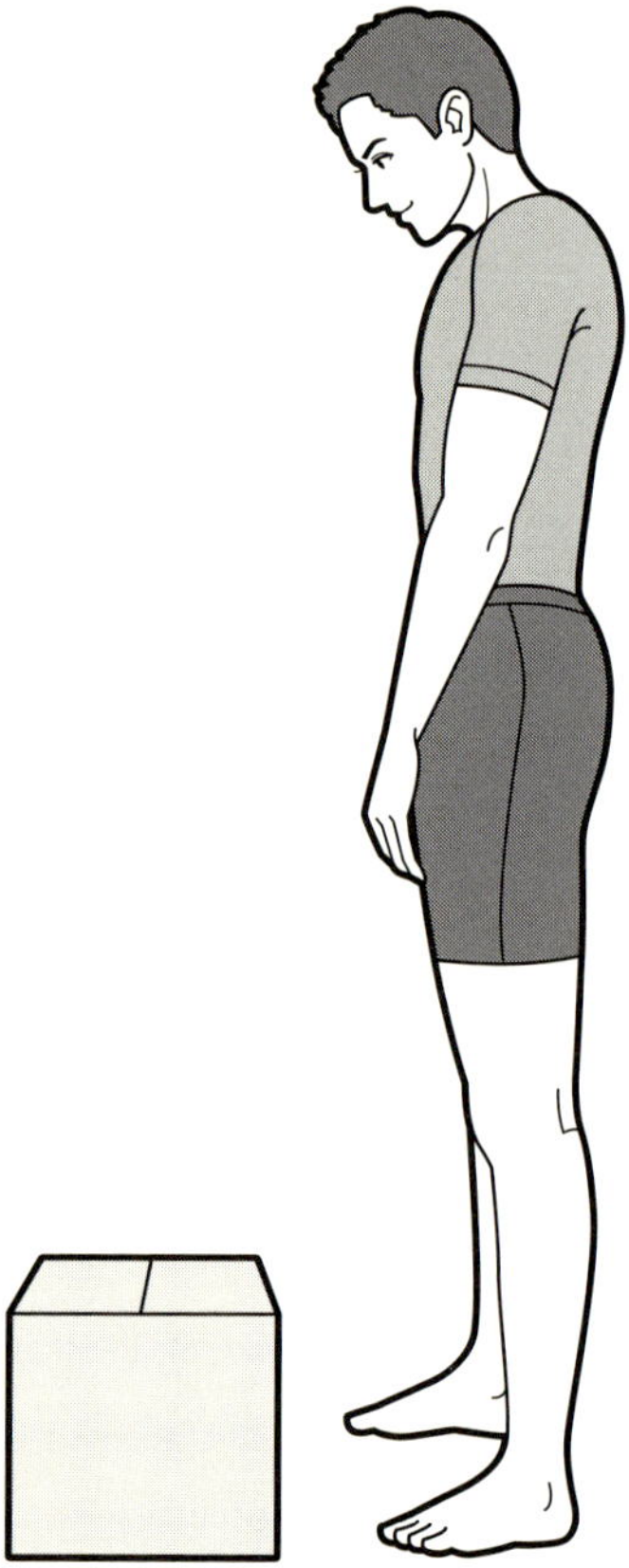

① 持ち上げる荷物の近くに、足を広げて立ちます。このとき、腰椎前彎をつくりましょう。

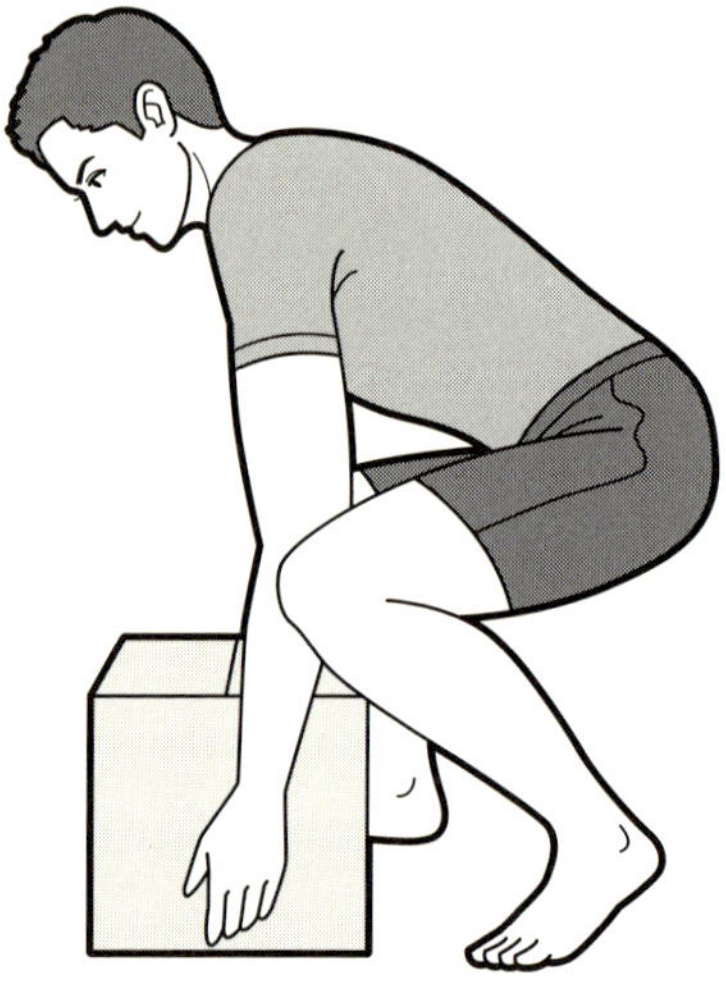

① 腰椎前彎を保ったまま、膝を曲げてしゃがみ、手で荷物をしっかりとつかんで体を荷物に近づけます。

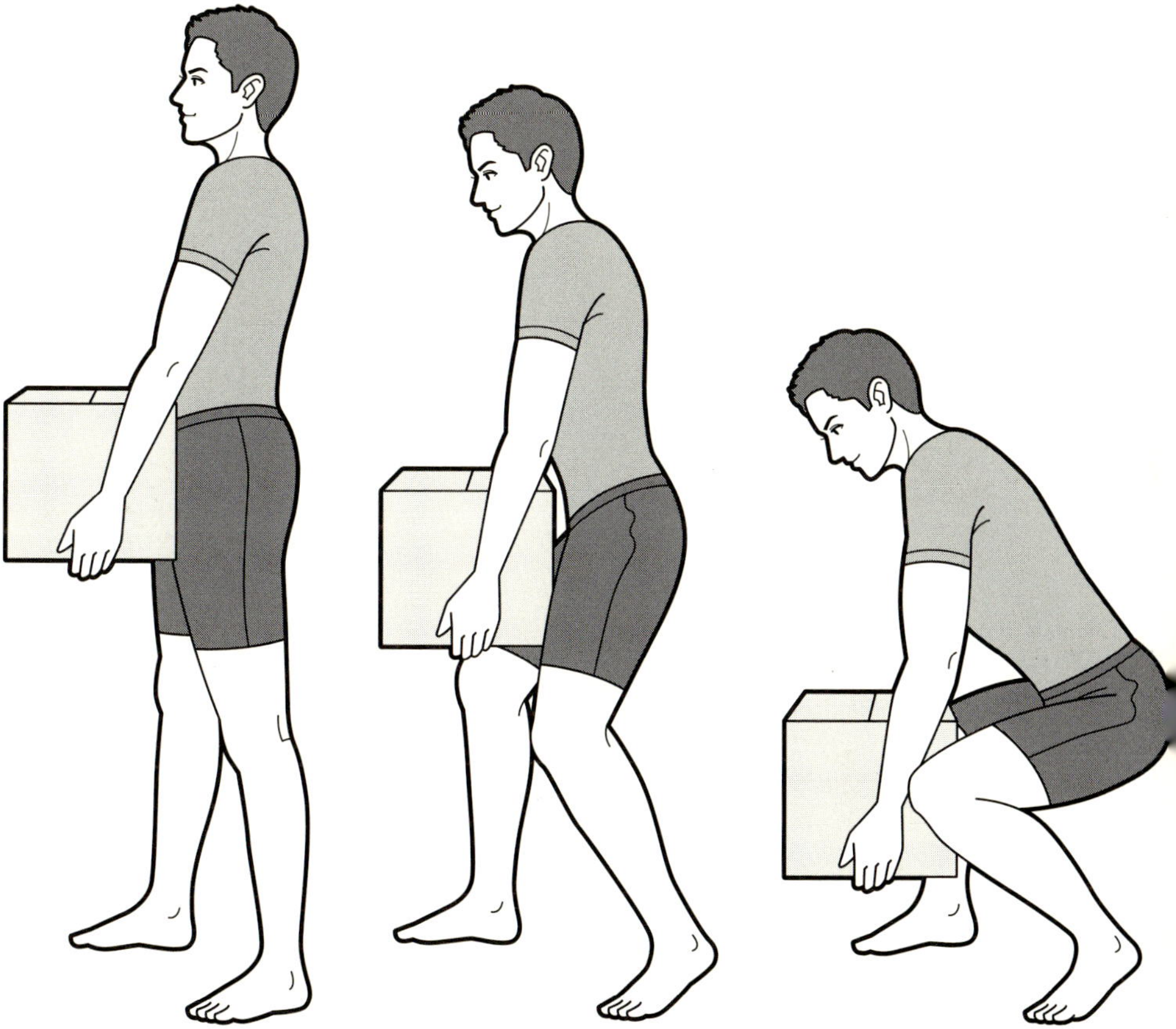

⑤ 立ち上がった後、方向転換するときは、腰をひねらずに足の位置を変えることで向きを変えます。荷物を下ろすときは、この手順を逆に行います。

④ 反動はつけずに、ゆっくりと持ち上げます。

③ バランスを保ちながら、体を少し後ろに傾け、膝を伸ばして荷物を持ち上げます。

腰痛が起こる場面いろいろ

咳やくしゃみ

前かがみでいるときや座っているときに咳《せき》やくしゃみをすると、急に腰が痛くなることがあります。

もし、咳やくしゃみが出そうになったら、立ち上がって腰を後ろに反らせてください。立ち上がれない状況ならば、そのままの状態でもいいですから、腰を後ろに反らせて腰椎を前彎させてから咳やくしゃみをしましょう。

スポーツ後

長年の診療でよく聞くのは、ジョギングやテニスなど、スポーツの後に腰が痛くなったという訴えです。

このような場合、腰痛の原因をそれまで行っていた運動と考えがちですが、運動をした後の休憩中に悪い姿勢で座ることが原因となることがよくあります。

これまで私は世界トップレベルのゴルフ選手など多くのスポーツ選手の指導を行ってきましたが、痛みを訴える選手には、いつも決まって「痛みは競技中に出ますか？　それとも競技後に出ますか？」という質問をします。

すると多くのスポーツ選手は、「競技中は何も感じないが、痛みは競技後に出る」と答えます。より詳細に聞くと、「競技後に休憩していると痛くなる」という答えが大半であることがわかります。

さらに、「どのように休憩しているのですか？」と尋ねると、必ず「座っていました」という答えが返ってくるのです。

このような腰痛への対策は、激しい運動の後に休憩するときは、必ずランバーロールをして正しい姿勢で座ることです。運動をした後の背骨の関節はゆがみやすくなっています。

寝ているとき

まれに、寝ているときに腰が痛くなる人がいます。

寝ているときだけ腰が痛くなる、あるいは前の晩は痛くないのに朝起きると腰が凝って痛いというときは、寝具に問題がある場合もありますが、寝ている姿勢が原因の可能性もあります。寝具を替えるのは比較的簡単ですが、寝ている姿勢を直すのはかなり困難です。

眠ってしまうと、寝返りをうち、しょっちゅう姿勢が変わります。ある姿勢のために腰が痛くなって目覚めることがない限り、眠っているときにどんな姿勢でいるかは、自分では本当のところは分かりません。

よく腰痛にうつぶせの姿勢は絶対にいけないと言われますが、うつぶせが腰に悪いという証拠はありません。

逆に、うつぶせでいると腰痛が治まることもあるのです。

やってみたことがなければ、今度腰に痛みがでたときに、うつぶせになってどうなるかを試してみてください。

ただし、ひどい坐骨神経痛では、うつぶせによって痛みがひどくなる場合もあるので注意が必要です。

寝ている姿勢が悪くて腰が痛くなる場合、腰の負担をやわらげる方法が2つあります。

1つ目はウエストにロールを巻くという方法で、これは、腰を支えて横向きやあおむけになったときに腰の負担をやわらげる効果があります。

オリジナル・マッケンジー®・ナイトロールは、このような目的で考案され販売されています。サイズがいくつかあるので、自分のウエストに合ったものを購入してください。

あおむけや横向きになったときにも、ロールがウエストを十分に支えられる長さが必要です。ロールをウエストに巻き、お腹の前で両端を結びますが、普段ベルトをしている位置できちんと止めて、寝ている間にずれて腰が余計に痛くならないようにしてください。

［ロールを巻いた例］

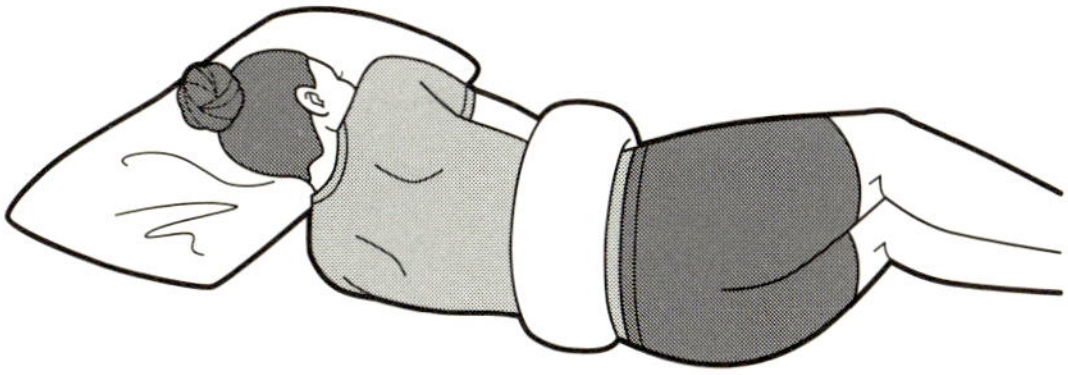

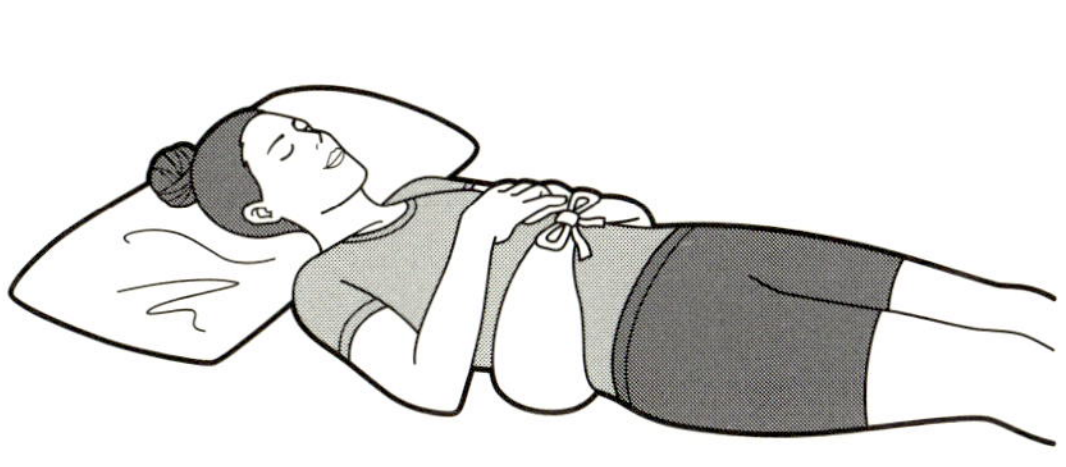

うまくフィットするように、まずウエストにロールを巻いてベッドに寝ころび、それからお腹の前で両端をきちんと結びます。多少上下に移動させてかまいません。

横向きのときはロールがあばら骨と骨盤の間に収まるように、あおむけのときは腰椎前彎が適度に支えられるようにします。

ナイトロールを使い始めた当初は違和感があるかもしれませんが、数日間使っていればなくなります。

2つ目の方法は、マットレスが体の重みで沈み込まないようにすることですが、マットレスはあまり硬すぎるのもよくないのです。下にしっかりとした支えがあれば、柔らかいほうが快適です。

ある研究によれば、中程度の硬さのマットレスで寝た患者は、硬いマットレスで寝た患者よりも、寝ているときの痛みやベッドから起きるときの痛み、また、起きてからの日常動作においても腰痛が少なかったという結果が得られました（Kovacsらの研究、2003年）。

以上の2つの方法を試しても効果がなかったなら、マッケンジー法に精通したセラピストに相談をしてください。

エクササイズの準備

CHAPTER 3

※この章を理解することは腰痛を「自分で治す」ために非常に重要です。注意して読んでください。

エクササイズの目的

本書で紹介するエクササイズは、背筋を鍛えるためのものではなく、脊椎《せきつい》の関節や周囲の組織の状態を改善することを目的にしています。

エクササイズを続けていると、痛んでいる部位や痛みの強さが変わりますが、これは痛みが関節や靭帯《じんたい》などの動く部位からきており、命にかかわるものではないことを示しています。痛みの変化は、どの動きがよくてどの動きが悪いかを判断する助けとなり、変化を観察することによって自分の腰痛を診断することができるのです。

エクササイズには7種類あり、最初の4つは伸展《しんてん》エクササイズ（腰を後ろに反らせるエクササイズ）で、あとの3つは屈曲《くっきょく》エクササイズ（腰を前に曲げるエクササイズ）です。エクササイズのいくつかは応急処置として活用でき、ぎっくり腰に襲われたときに役に立ちます。

これらのエクササイズを行うにあたっては、他で教わった運動や、フィットネス、スポーツなどはいったん中断してください。もし本書で紹介されている以外の運動を続けたいのであれば、痛みがすっかりなくなるまで待ってください。

エクササイズの目的は痛みをなくし、腰の動きを回復させて正常な機能をとり戻すことです。その目的のために、痛みが出るギリギリの範囲まで、あるいは軽い痛みが出る程度まで腰を動かす必要があります。硬くなってしまった状態を改善するためのエクササイズでは、痛みや突っ張り感が出るまで、できるだけ腰を動かさなければいけません。

そして、エクササイズの後には姿勢の矯正《きょうせい》と維持が必要です。腰痛がなくなっても、日頃からよい姿勢をとることは再発予防に重要です。姿勢をよくすると、より健康的で活き活きとみえるというおまけもついてきます。

腰の関節のゆがみを修正し、痛みを改善するためのこのエクササイズを行うと、どの動きや姿勢で関節のゆがみがひどくなり、回復が遅れるのかを判断できるので、日常においてどのような動作を避ければよいかがわかるようになります。

痛みが治まって通常の生活ができるようになれば、特別な努力をしなくても筋力はすぐに回復するでしょう。

症状をよく観察する

エクササイズを行うにあたっては、次の3点を観察してください。

1　エクササイズにより、症状はなくなるか。
2　エクササイズにより、痛みが強くなるか、あるいは弱くなるか。
3　エクササイズにより、痛みが他の部位に移動するか。

最初に痛む部位が変わって、それから症状が弱くなり、最終的にすっかりなくなるという経過をたどるのが一般的です。

痛みの強さや部位はすぐに変わることもあり、10回ほど繰り返し動作を行っただけで変わることもありますし、場合によってはまったく消えてしまうこともあります。

エクササイズが効果的に作用しているかどうかを見極めるためには、痛みの強さと部位がどのように変わるかを注意深く観察しなければなりません。

もともとは痛みが腰全体に広がっていたり、片側の腰やお尻、あるいは太ももに感じていたりしたのが、エクササイズによって腰の真ん中に移動することがあります。このような状況を痛みの「中央化現象」と呼びます。

中央化現象とは痛みが腰の中央部へ移動することで、よい兆候です。痛みがいつも感じている部位から、腰の中央部へ移動するようならば、正しいエクササイズが行えていると判断できます。

中央化し、痛みが軽くなるエクササイズは腰を後ろに反らせる腰椎《ようつい》の伸展運動がほとんどです。この場合、腰を伸ばす運動が力学的に適切な方向に向かってなされていることを示しており、痛みを改善する動作である証拠です。

この本で紹介されているエクササイズは、一般的に適切とされる方向に沿った運動ですが、この伸展エクササイズでよい反応が得られない人は、後に紹介する他のエクササイズを行ってください。

中央へ移動する痛み

痛みの中央化は、正しいエクササイズを決めるにあたってもっとも重要な指標になります。

これまでの研究で、エクササイズを行ったときに痛みが中央化したり軽減するのであれば、早期に完治する可能性が高いことが分かっています。

ヨーロッパとアメリカで行われた研究においても、中央化と力学的に適切な方向への運動が、正しいエクササイズ処方のもっとも重要な指標であるということが分かりました。

逆に、痛みを感じる場所が腰から離れてゆき、お尻や下肢《かし》の痛みがひどくなってくるような運動は正しくないもので、続けていると腰の損傷をひどくさせてしまいます。

世界各国のマッケンジー法に精通した臨床家が勤務するクリニックで、200名を超える腰痛患者が参加した研究が行われました（Long 他の研究、2004年）。

［腰の中央へ痛みが移動］

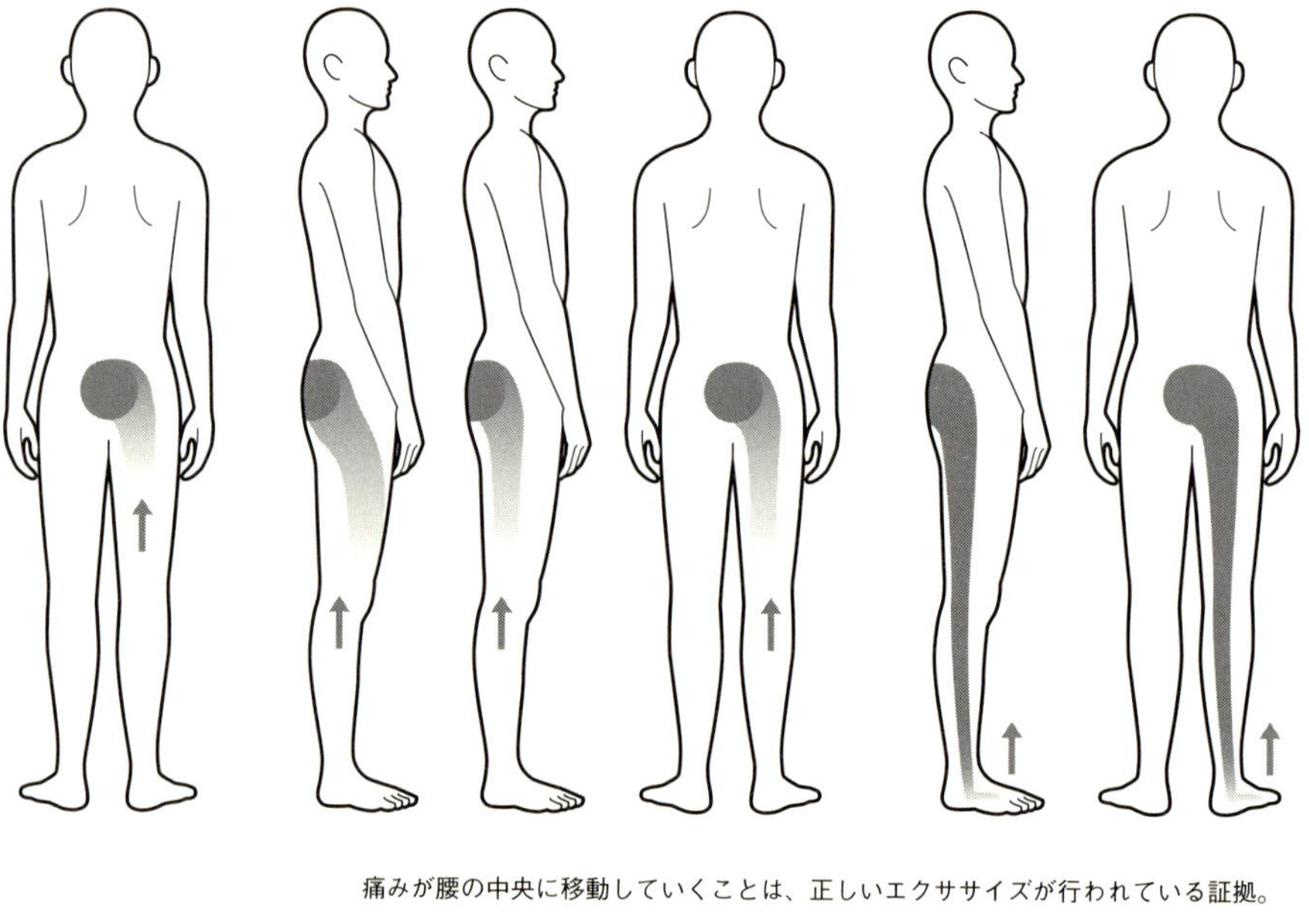

痛みが腰の中央に移動していくことは、正しいエクササイズが行われている証拠。

まず、屈曲（腰を前に曲げる）、もしくは伸展（腰を後ろに反らせる）のどちらのエクササイズで中央化や症状の改善が認められるかを理学療法士が診断し、患者の3分の1は適切な方向へのエクササイズを、他の3分の1は逆方向へのエクササイズを、残りの3分の1は診断結果とは無関係なエクササイズを行ってもらいました。

2週間後によくなった、あるいは治ったと報告した患者は、適切な方向へのエクササイズを行ったグループでは90パーセント以上だったのに対して、逆方向へのエクササイズを行ったグループでは24パーセント、無関係な方向へのエクササイズを行ったグループでは43パーセントでした。

逆方向へのエクササイズを行ったグループの患者の多くは状態が悪化しており、この研究によって、腰痛では人により効果的なエクササイズが異なり、誤ったエクササイズを行うと状態が悪化するということが明らかになりました。

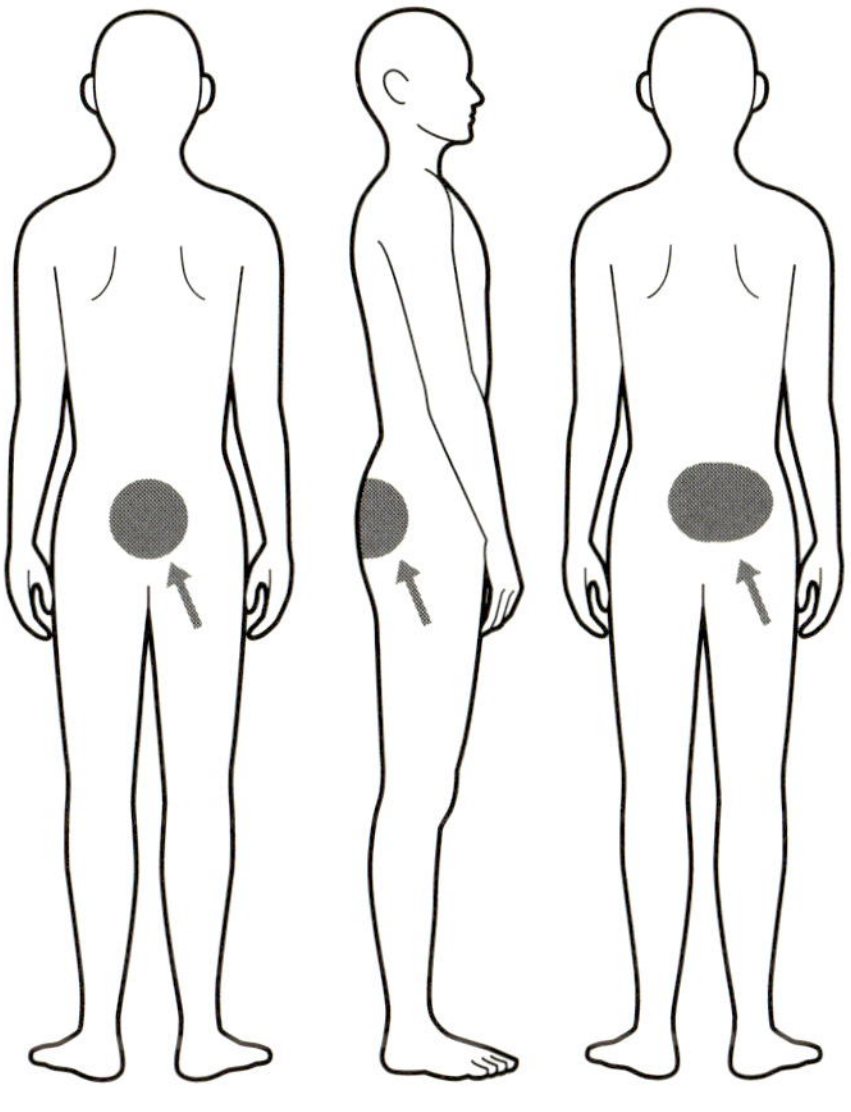

腰痛改善の秘訣は、痛みが中央化や軽減、消失する方向へのエクササイズを基本とすることですが、終了後に改善した状態が維持されなければなりません。

もしエクササイズ後に痛みが戻ってしまうならば、姿勢が悪いか、悪い方向へ動かしてしまったか、どちらかの可能性が高いでしょう。そのときはもう一度エクササイズを行って、今度は終了後に腰の前彎《ぜんわん》を維持するように気をつけてください。

どのエクササイズでも、一時的に痛みを強く感じることはよくあり、これまでになかった新しい痛みが別の場所に現れることもあります。しかし、エクササイズを続けていると痛みはすぐに軽減し、エクササイズ前の痛みの程度にまで戻ります。

この現象は、特に初めて行ったエクササイズの最中に起こりますが、続けていると痛みの中央化が起こってきます。痛みが腰の中央部だけになったら、痛みの強さも2〜3日中に軽減し、3〜4週間もすればすっかり治まるはずです。その間は正しい姿勢を守って、エクササイズを続けていなければなりません。

腰痛があまりにもひどくて動けず、じっと寝てもいられないような状態のときは、エクササイズは慎重に行ってください。決して急いではいけません。

また、数週間から数カ月も症状が続いている場合は、2〜3日で痛みが治まることは期待しないでください。痛みが改善するペースはゆっくりですが、正しいエクササイズを行って姿勢に注意していれば10日から2週間のうちには痛みは軽くなってきます。

新しいエクササイズや姿勢を取り入れると、一時的に「新しい痛みが生じるはず」であるということは、頭に入れておいてください。

ただし、エクササイズ開始直後に痛みが強くなり、エクササイズを続けるうちにますます痛みが強くなったり、下肢の方へ痛みが拡大していくようならば、エクササイズを止めて診察を受けてください。このような場合は、どんなエクササイズであっても続けてはいけません。

エクササイズは正しく行われているか

エクササイズが正しく行われているか判断するために、また、エクササイズ中に観察すべき所見や症状について理解するために、エクササイズを始める前にこの章は必ず最初から読んでください。

まずは正しく理解していただくことが重要で、その次にエクササイズの実践があるのです。

正しい方向（力学的に適切な方向）に運動しているのであれば、

・痛みが中央化する（ふくらはぎやお尻、あるいは腰の片側から腰の中央部に向かって痛みが移動する）。
・痛みが徐々に軽くなる。
・腰の動く範囲が増える。

間違った方向へ運動しているのであれば、
・痛みが腰の中央部から移動して離れていく。
・痛みが増え、強くなったままでいる。
・腰の動く範囲が少なくなる。

痛みが腰の中央から離れていき、お尻やふくらはぎに拡大していくようであれば、誤った方向に動いている証拠なので、どのようなエクササイズであれ、すぐに中断する必要があります。

これでエクササイズを正しく行う準備が整いました。しかし、治療を完全に成功させるために、エクササイズの章（チャプター４）以降の章もしっかり読んでください。

マッケンジー法エクササイズ

CHAPTER 4

EXERCISE.1 ［うつぶせ］

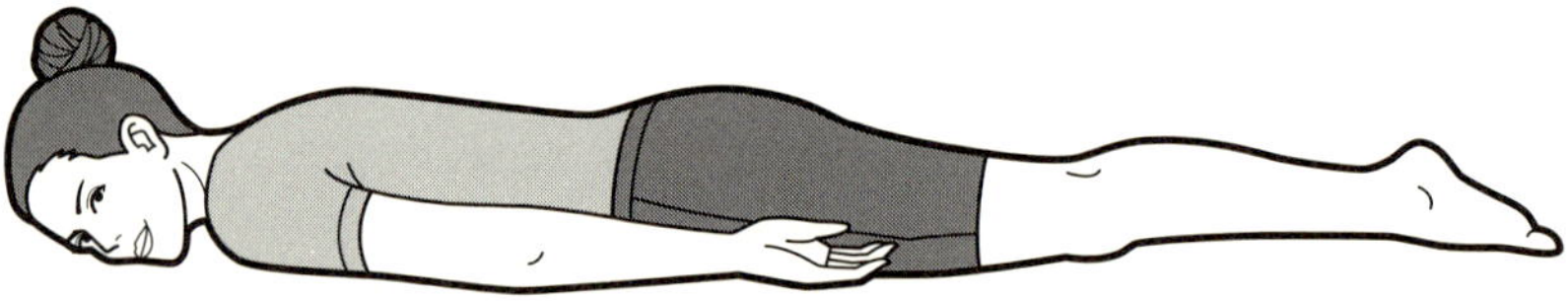

① うつぶせになり、両手は伸ばして体の脇におき、顔は横に向けます。左右どちらを向いてもかまいません。

② 深呼吸をして完全に力を抜き、2～3分間この姿勢のままでいます。

③ 腰、お尻からふくらはぎまでの力を抜いてください。完全にリラックスできないと関節のゆがみを修復できません。

※1日に6～8セット。朝起きてから就寝までに間をあけて、2時間おきに1セットを行います。横になって休むときに行ってもかまいません。

※このうつぶせエクササイズは、各セットの初めに行い、エクササイズ2の準備として行います。また、急性腰痛の応急処置エクササイズとしても活用できます（応急処置法、116ページを参照）。

○…… EXERCISE.2［伸展した状態でのうつぶせ］

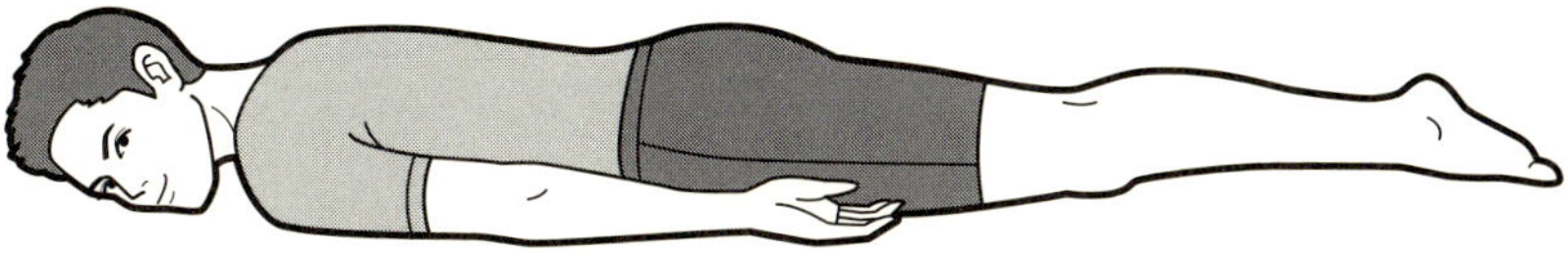

① エクササイズ１と同様に、うつぶせの姿勢をとります。

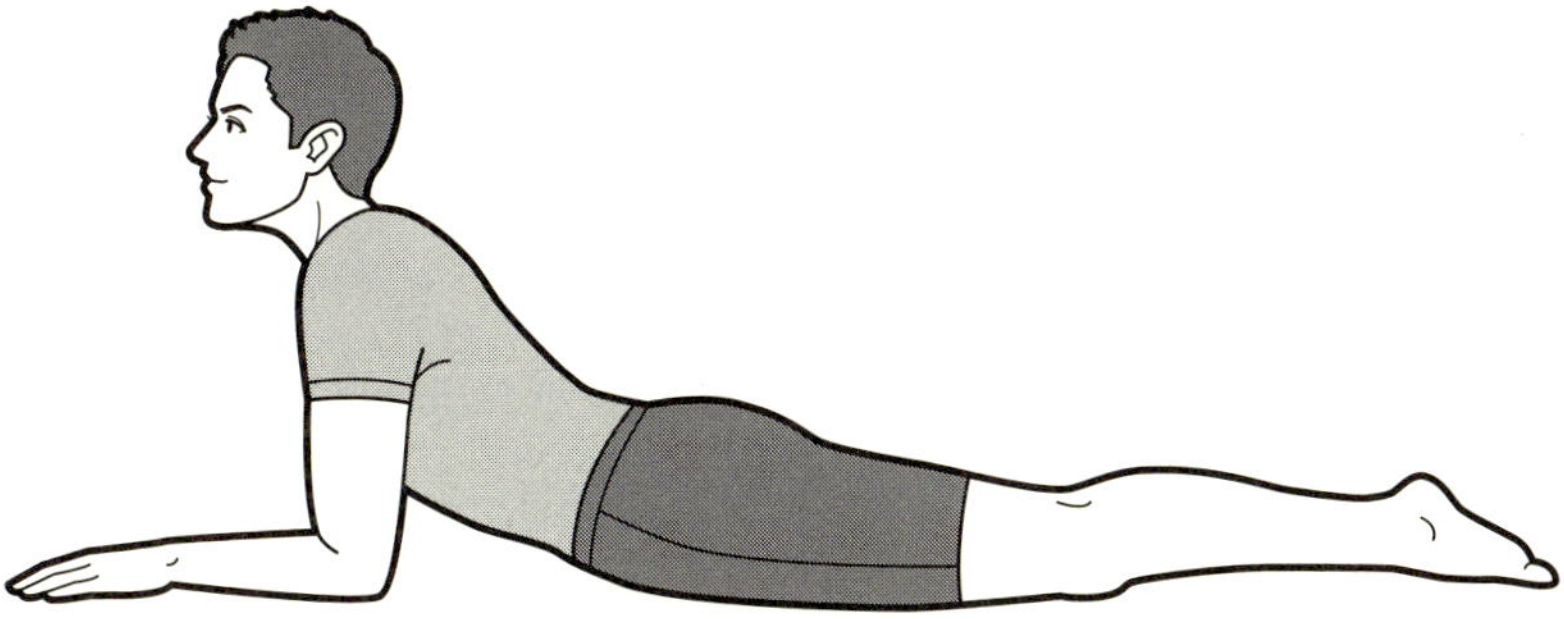

② 両肘が肩の下に来るようにして、前腕で上半身を支える姿勢になります。

③ エクササイズ１と同様に、この姿勢をとったらまず深呼吸をして、腰とお尻からふくらはぎまでの筋肉を完全にリラックスさせ、２～３分この姿勢のままでいます。

※このエクササイズ２は腰の痛みが強いときに、応急処置エクササイズとして行います（応急処置法、116ページを参照）。行う前には、必ずエクササイズ１を行ってください。

※エクササイズ２を行うと痛みがひどくなるのであれば、このエクササイズを行う前に、対処法（効果がない場合、96ページを参照）を行ってください。エクササイズ２はエクササイズ３の準備として行います。

EXERCISE.3［臥位での伸展］

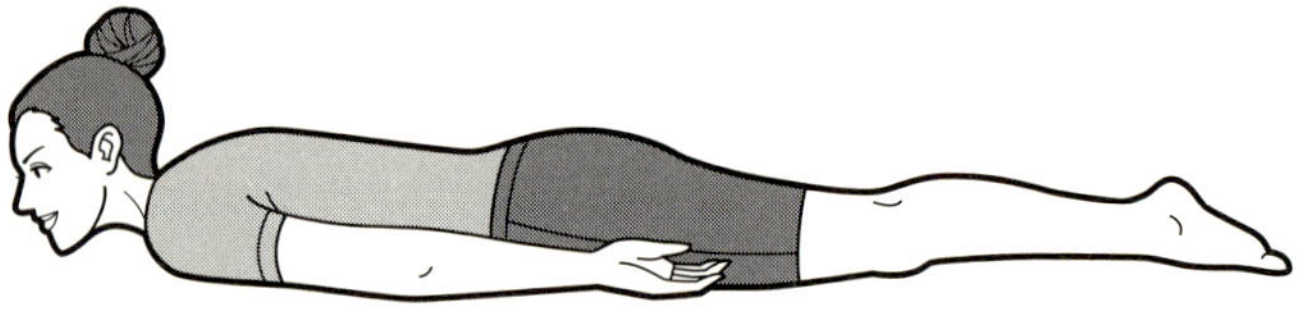

① うつぶせの姿勢をとります。これがエクササイズ３の開始姿勢です。

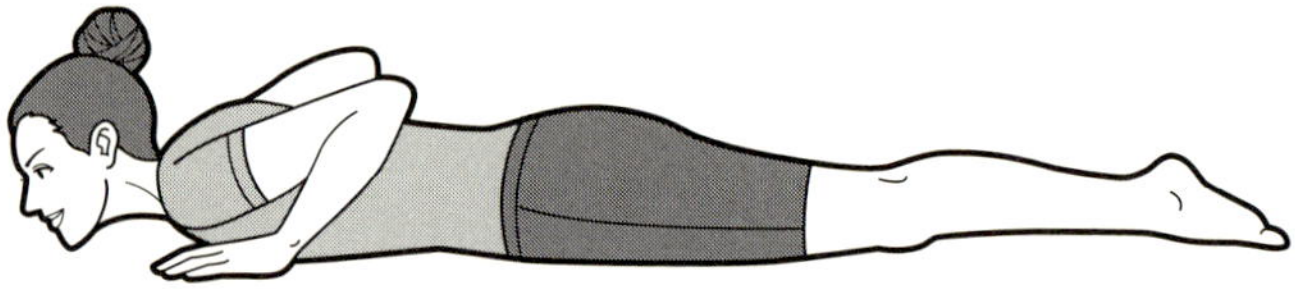

② 両手を肩の下に置きます。手は腕立て伏せをするときの位置です。両肘を伸ばしながら上半身を持ち上げていきます。痛みに耐えられるところまで上げましょう（③の姿勢）。このとき、骨盤とお尻、両脚は完全にリラックスしていなければいけません。重力にまかせて垂れ下がり、腰がたわんでいる状態です。呼吸は止めずに普通に続けること。この姿勢を１～２秒維持してから、②の姿勢に戻ります。

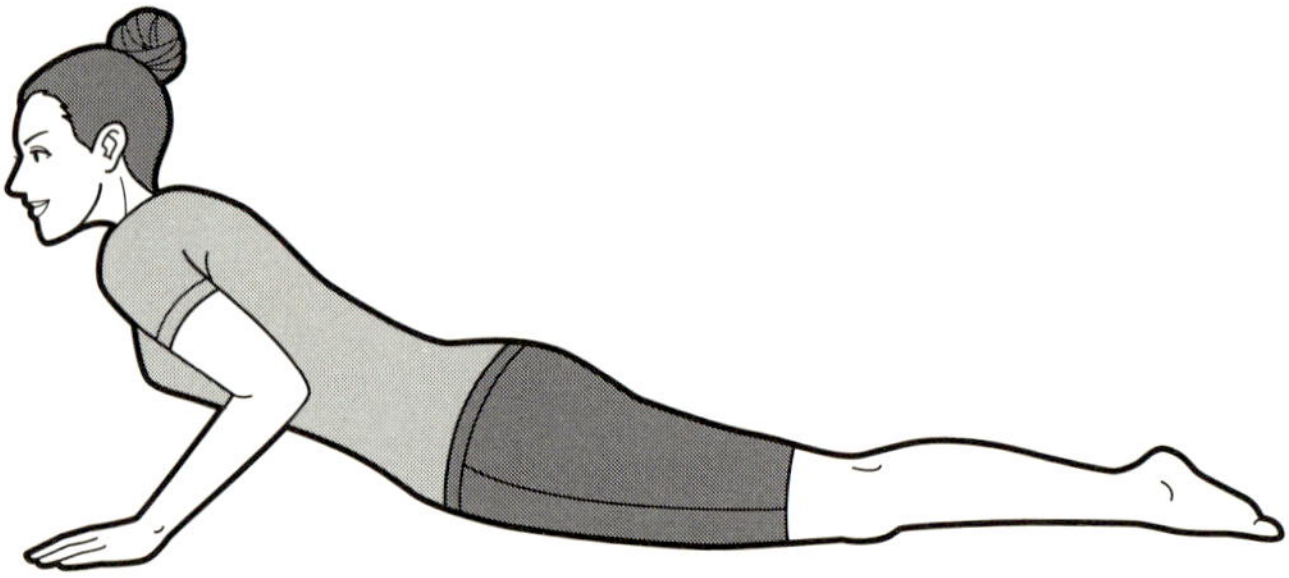

③ ①から②の動きをリズムよく繰り返し、繰り返すごとに上半身をさらに上に持ち上げてゆきます。最終的には両腕が完全に伸びて、腰がいっぱいまで伸展するようにします。

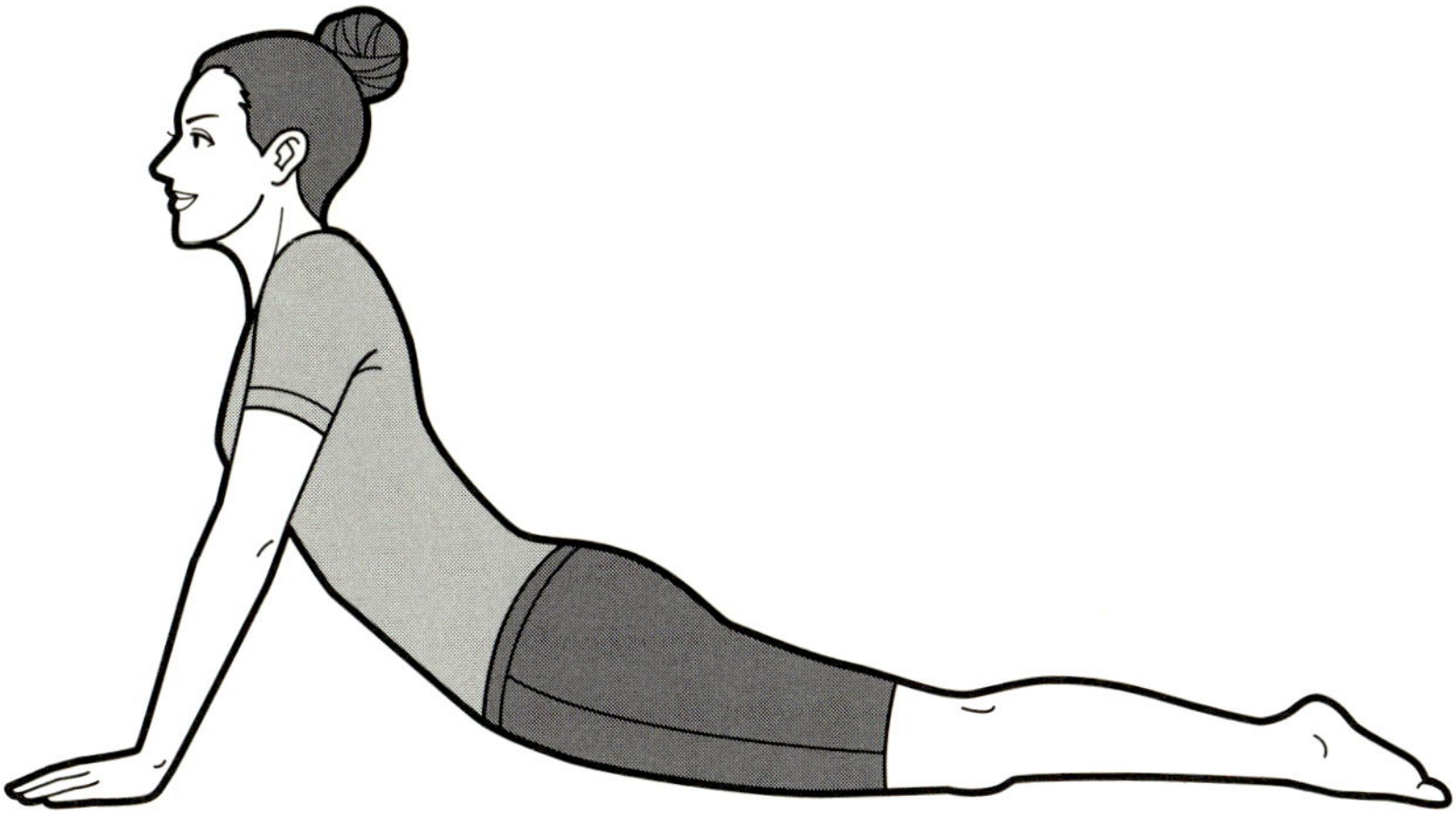

④ 両腕がまっすぐに伸びたら、腰がたわんだ状態で１～２秒保持しますが、これがこのエクササイズのもっとも重要な部分です。骨盤とお尻、下肢をリラックスさせて、息を大きく吐くと、より効果的な腰のたわみができます。このたわみで痛みの軽減や中央化があれば、この姿勢をもっと長く保ってもかまいません。

※10回を１セットにして、朝起きてから就寝までの間に、間隔をあけて６～８セット行ってください。

※とにかくいっぱいまで反らせることを心がけ、「もっと、もっと、もっと」と自分に言い聞かせながら、できるかぎり上半身を持ち上げましょう。

※これは急性腰痛の応急処置として、もっとも効果的なエクササイズです（応急処置法、116ページを参照）。また、エクササイズ３は腰の凝りの治療や腰痛の再発予防法としても役に立ちます。このエクササイズを行っても効果が得られず痛みがひどくなるのであれば「効果がない場合」（96ページ）で述べられている対処法を行ってください。

EXERCISE.4［立位での伸展］

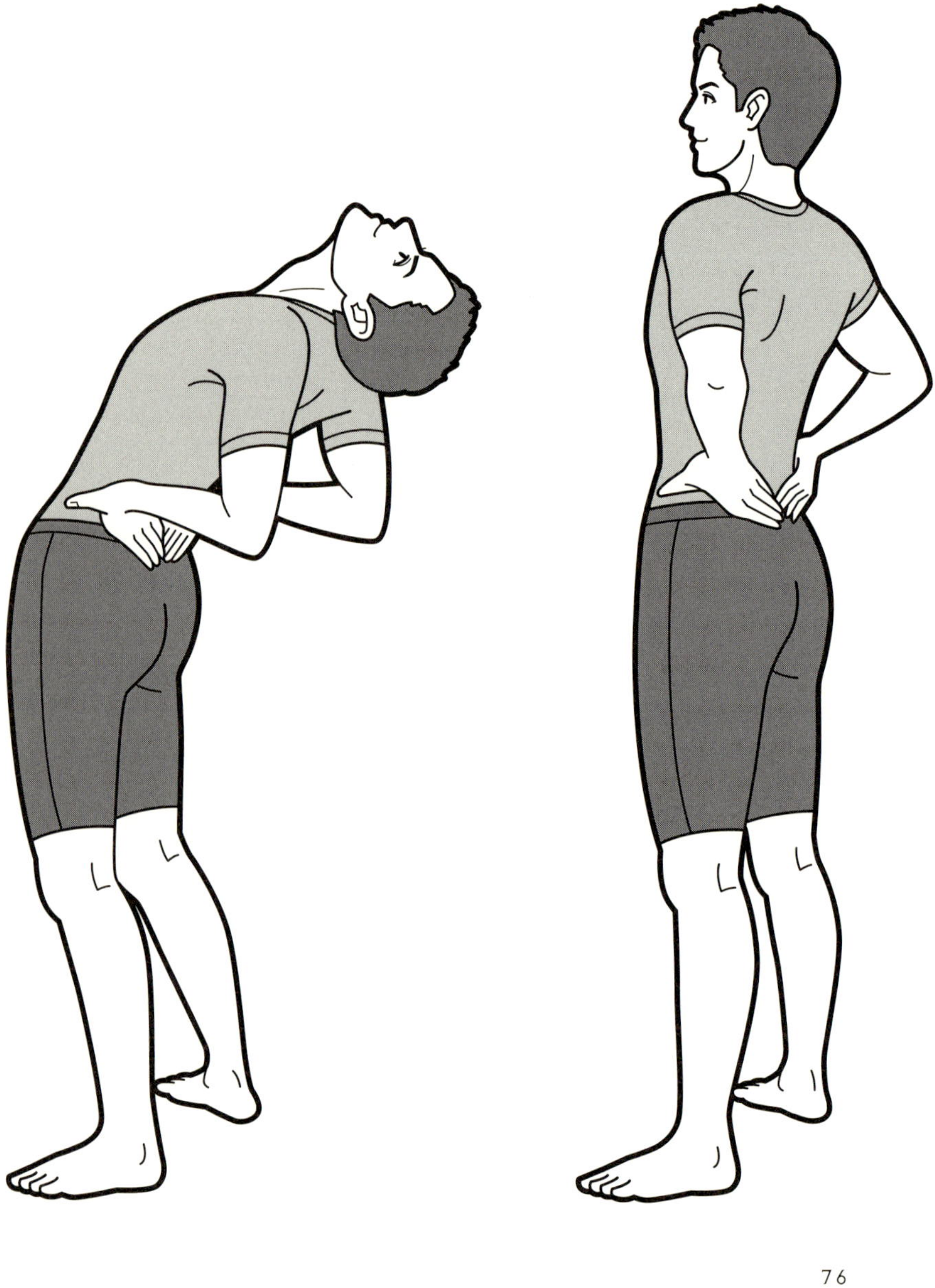

① 両足を少し開いた状態でまっすぐに立ち、両手の指先が向き合うように手を腰に当てます。これがエクササイズ④の開始姿勢です。

② 両手を支点にして、上半身をできるだけ後ろに反らします。このとき、膝が曲がらないように注意してください。腰を反らせた状態で2～3秒維持してから、開始姿勢に戻ります。

③ この動作を繰り返しますが、繰り返すごとに少しずつ伸展を増やしてゆき、最終的にはできるかぎり反らせるようにします。

※急に腰が痛くなったものの、エクササイズ1、2、3を直ちに行えない状況（屋外にいるときなど）では、このエクササイズ4を代わりに行うことができますが、効果は劣ります。

※痛みが治まった場合にこのエクササイズは再発予防エクササイズとしても使えます。背中が丸まった姿勢や中腰での作業を行う際は、痛くならないうちに、もしくは痛みを感じたらすぐに作業を中断して、このエクササイズを行ってください。

EXERCISE.5 ［臥位での屈曲］

※このエクササイズは開始するタイミングが早すぎると、腰痛をひどくする恐れがあるので注意して行ってください。

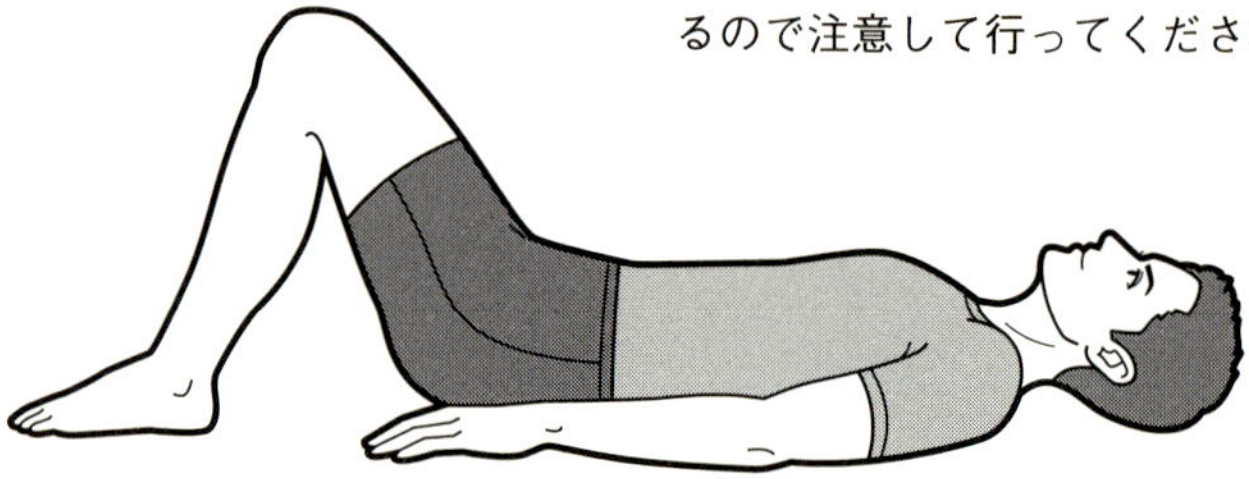

① あおむけになり、両膝を曲げて両足裏を床につけた状態にします。これがエクササイズ５の開始姿勢です。

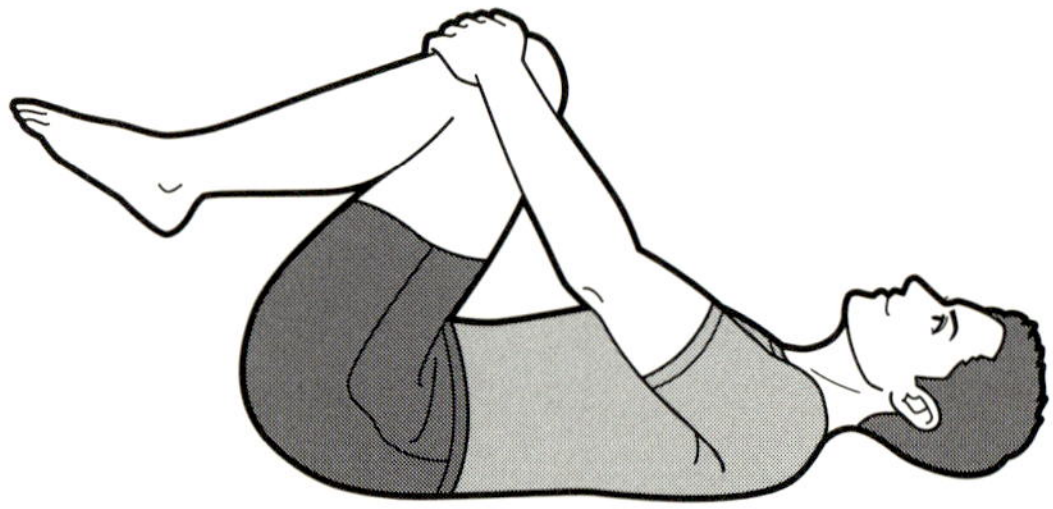

② 両膝を胸の方へ近づけるように曲げていきます。

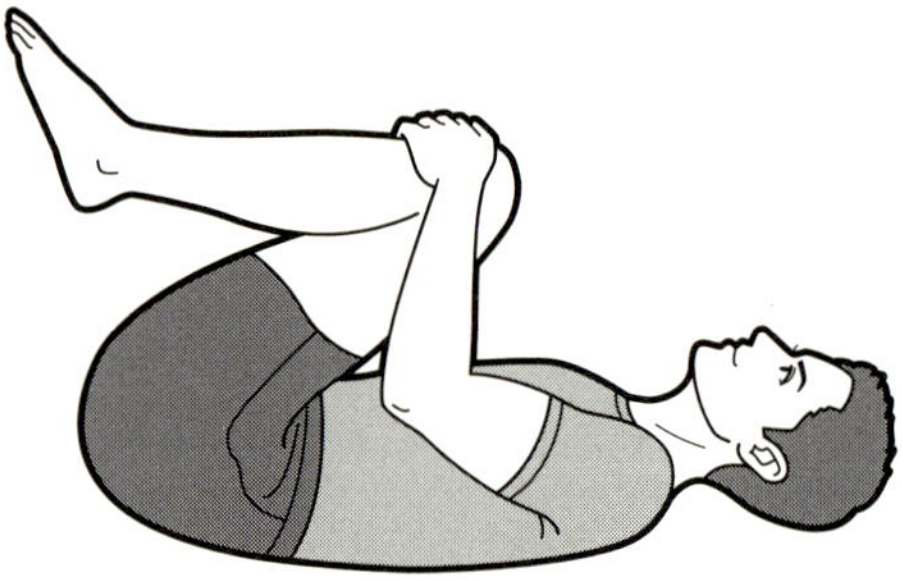

③ 両手で膝を抱えるようにし、痛みに耐えられる範囲でゆっくりと両膝を胸に引き寄せます。息を吐きながら引き寄せるとやりやすく効果的です。

④ ③の状態で２～３秒維持してから、足を下ろして開始姿勢の①に戻ります。

※エクササイズの最中は頭を起こさないこと。また、足を下ろす際は膝を伸ばさないことが大切です。

※①から④の動作をリズムよく繰り返します。繰り返すごとに少しずつ両膝がより胸に近づくように引き寄せて、最終的には両膝が胸につくようにします。

※当初は１セットにつき５～６回にとどめておいて、セット数も１日に３～４セットにしておいてください。

※このエクササイズでは腰椎前彎がなくなり、腰椎にゆがみが生じることがあるので、屈曲エクササイズの後には必ずエクササイズ３やエクササイズ４を行ってください。

※このエクササイズは、硬くなった腰の治療として用いられます。傷んだ組織は修復された後も短く硬くなっている可能性があるので、柔軟性を回復して元の機能を果たすためにこの屈曲エクササイズを行います。

※エクササイズ５～７は、急に腰を曲げたときに再び傷めてしまわないよう、再発予防の役割を果たします。

※張りや痛みを感じることなく、両膝を胸に簡単に引き寄せられるようになったら、エクササイズ5は終了して、エクササイズ6に進みます。

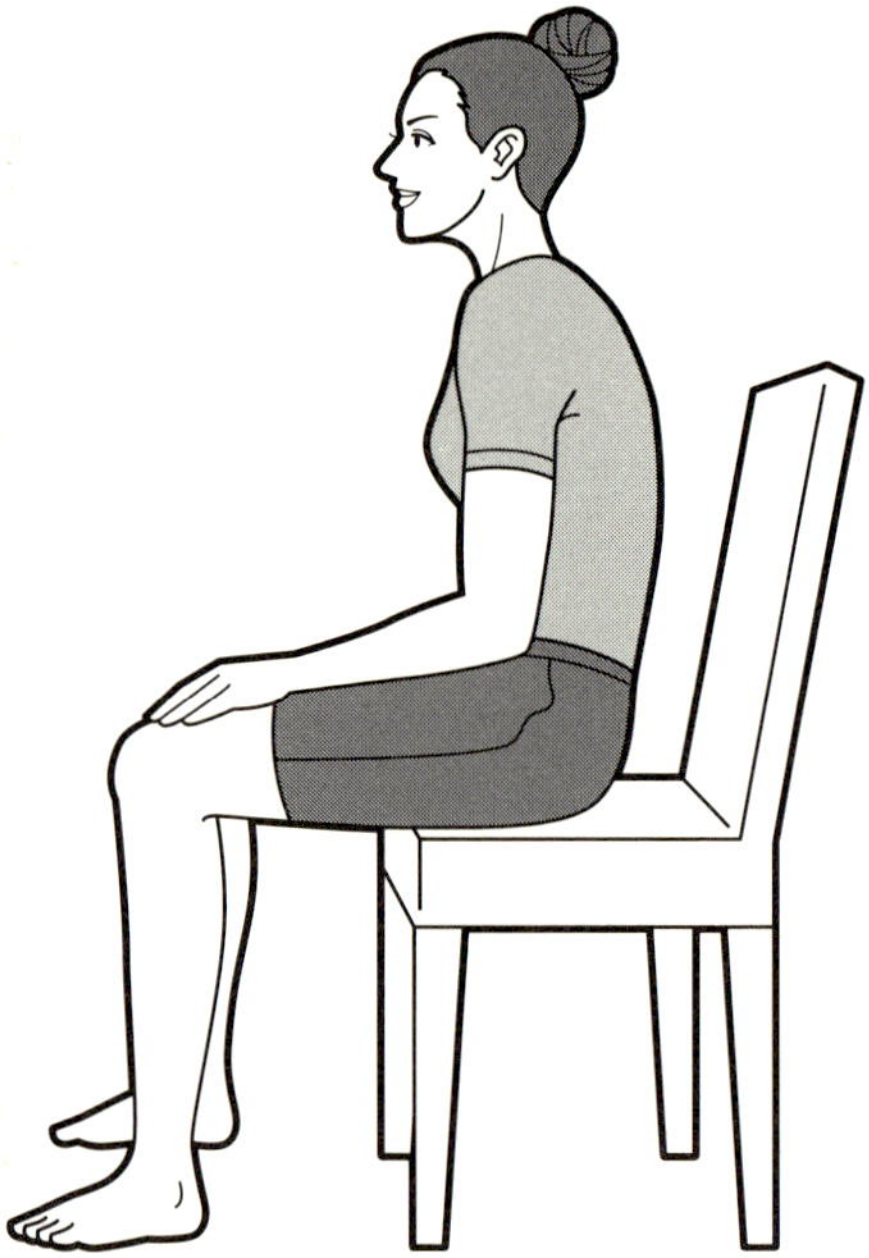

① 安定した椅子に浅く腰かけ、両足をしっかりと開き、両手を太ももの間に置きます。これがエクササイズ6の開始姿勢です。

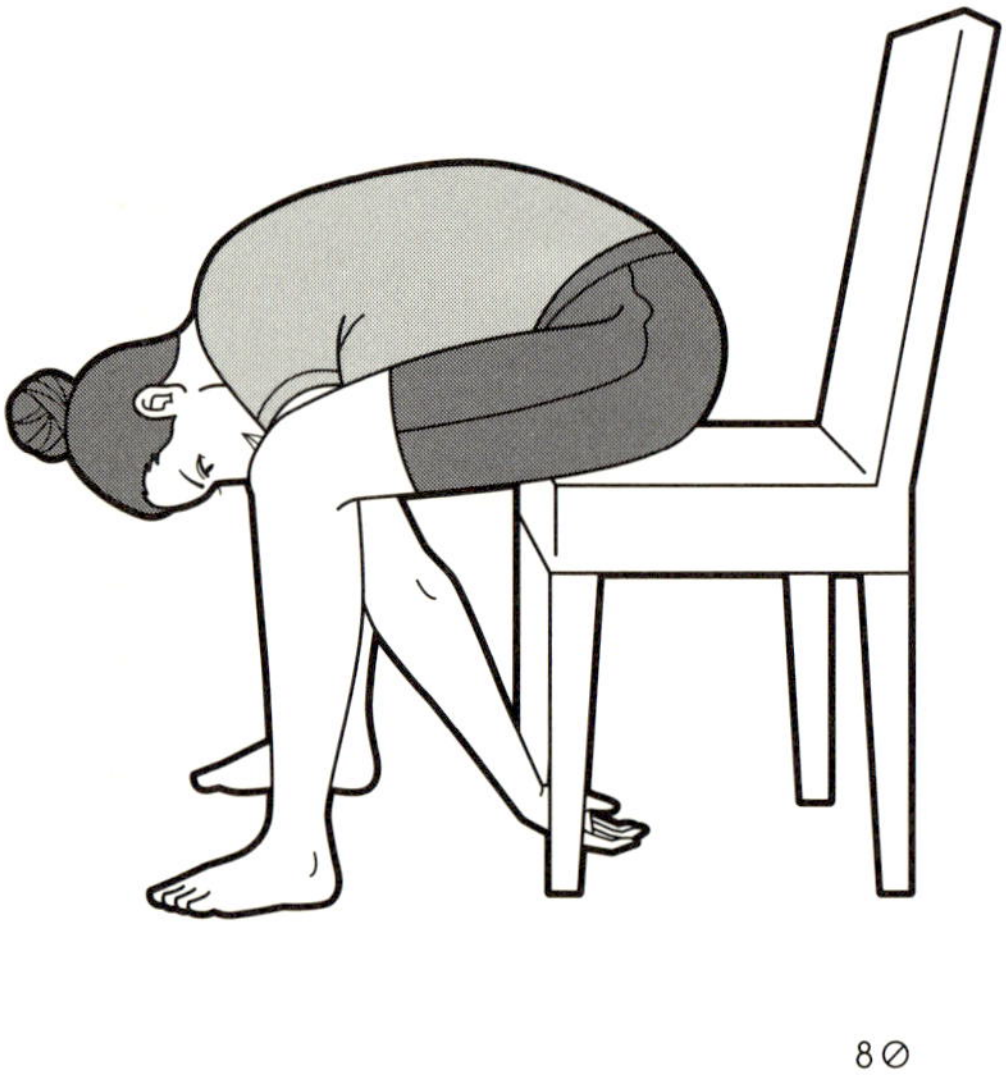

② 上半身を前方に曲げて両脚の間に入れるようにして、両手で床を触り、すぐに開始姿勢の①に戻ります。この動作をリズムよく繰り返し、繰り返すごとに少しずつ大きく曲げるようにします。最終的には頭が床に近づくように、できる限り曲げます。

③ 両手で足首をつかんで、体を引くようにするとより効果的です。

※当初は、１セットにつき５～６回にとどめ、セット数も１日に３～４セットにとどめておいてください。

※エクササイズ６は必ずエクササイズ５を（エクササイズ５による張り感や痛みの改善の有無にかかわらず）１週間行ってから開始してください。また、エクササイズ６の後は必ずエクササイズ３、またはエクササイズ４を行うようにしましょう。

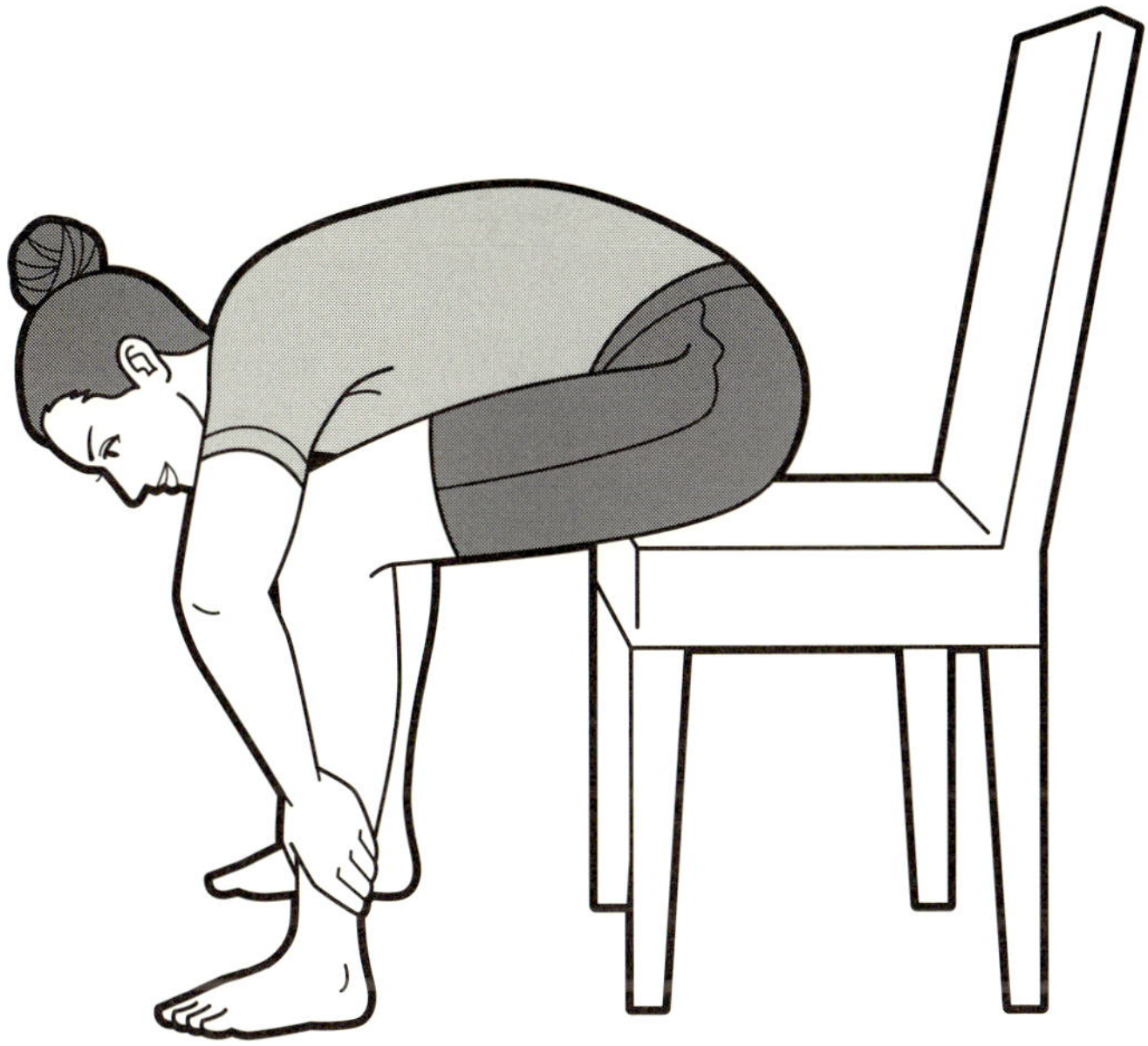

EXERCISE.7 [立位での屈曲]

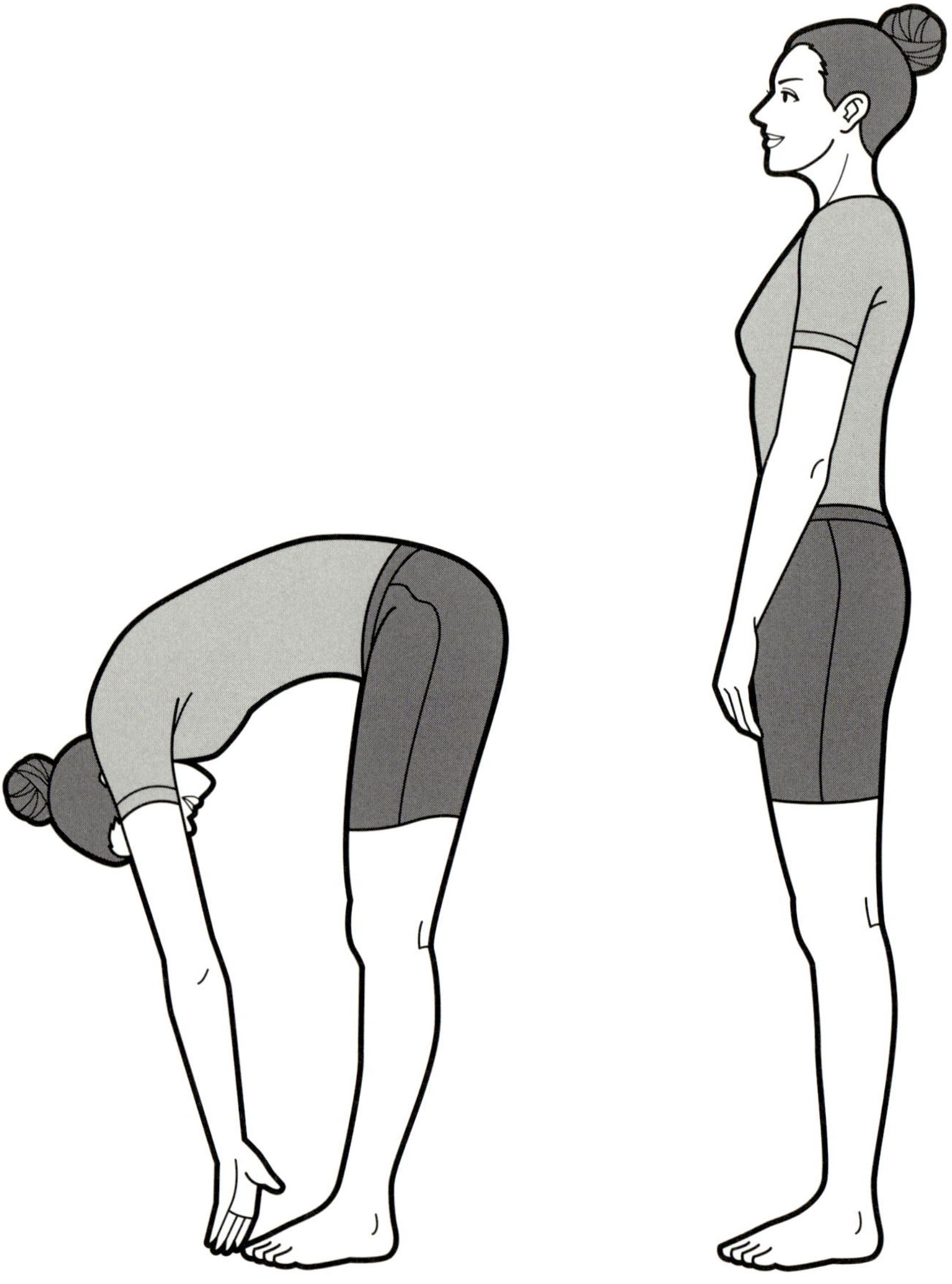

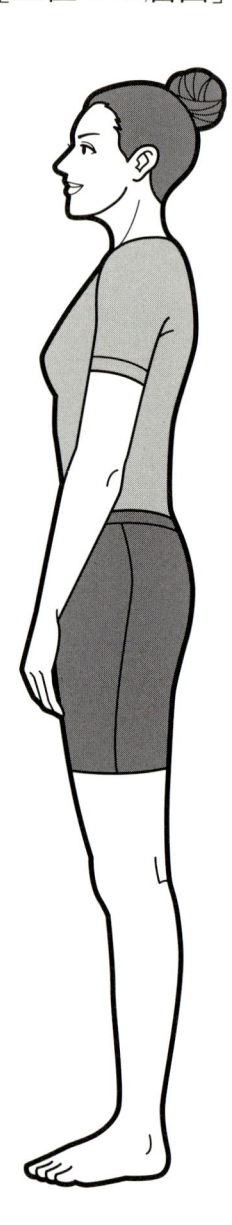

① 両足を肩幅に開いて立ち、両手は力を抜いて下ろします。これがエクササイズ７の開始姿勢です。

② 膝を曲げないように気をつけながら、両手の指先ができるだけ下に届くように上半身を前に曲げた後、すぐに開始姿勢に戻ります。この動作をリズムよく繰り返し、繰り返すごとに少しずつ大きく曲げるようにします。最終的には指先が床に近づくように、できるかぎり曲げます。毎回すぐに開始姿勢まで戻るようにして、曲げた体勢のままでいることは避けます。

※当初は１セットにつき５〜６回にとどめ、セット数も１日に３〜４セットにとどめておいてください。

※エクササイズ７は必ずエクササイズ６を（エクササイズ６による張り感や痛みの改善の有無に関わらず）２週間行ってから開始してください。

※エクササイズ７の後は必ずエクササイズ３、あるいはエクササイズ４を行ってください。

※痛みが治まってから３カ月間は、起床から４時間以内にはこのエクササイズは行わないでください。再発を起こしやすくなります。

マッケンジーコラム3

デンマークの研究（Larsen らの研究、2002 年）で、デンマーク軍の新兵を対象に、この本で推奨されている腕立て伏せエクササイズ（エクササイズ3）の効果が調べられました。１つのグループは腰痛に関してこの本のアドバイスを受け、エクササイズを１日２回、１年間行うように指導されました。もう１つのグループはエクササイズを行わないで、１年後に比較しました。２つのグループ間での著しい違いは、腰痛になったことのある人たちに見られ、エクササイズを行ったグループで１年以内に腰痛が再発した患者さんはエクササイズをしなかったグループの半数であり、腰痛で医師の診察を受けた患者さんは、エクササイズをしなかったグループの４分の１でした。この研究は、この本と腕立て伏せエクササイズの価値を証明したものです。

CHAPTER 5

こうすれば腰痛は自分で治せる

どんなときにエクササイズを行えばよいか

急性腰痛も時間が経てば、しだいに痛みがやわらいでいくかもしれませんが、調子がよくなると、注意することを忘れがちになります。

ここではどんなときにエクササイズを行えばよいかを説明します。

痛みがひどいとき

ぎっくり腰に襲われると、通常はどんな姿勢をとっても痛みはとれず、座ったり立ち上がったり前かがみになったりすると痛みは強くなります。腰がまっすぐに伸びなければ体を動かすこともままならず、寝ているしかありません。

ある研究によれば、腰痛の急性期にベッドで安静にするというのはよい治療法ではなく、寝るとしても2日以上寝ているべきではないとしています。しかし、この研究に携わった研究者自身がひどい腰痛になったら、おそらく自分たちが出した見解とは異なった感想を持つのではないでしょうか。

痛みがひどくて、体を動かせるようになるまで2日以上ベッドでの安静を要する人もいます。そういった場合でも、できるだけ早く体を動かすのは望ましいことなので、1日に1〜2回はまっすぐ立ってみるようにしましょう。

痛みがあまりにもひどくてどのエクササイズも行えないというのであれば、かかりつけの医師に相談してください。

アスピリンや非ステロイド性抗炎症剤といった薬で痛みを抑える必要があるかもしれません。これらの薬は米国健康管理政策研究局によって推奨されており、急性腰痛の痛みを抑えるのにもっとも効果的であり、他の薬に比べて副作用も少ないと言われています。

ベッドで安静にしている時期に短時間でもうつぶせの姿勢がとれるのであれば、エクササイズを始めてください。エクササイズ1とエクササイズ2、エクササイズ3は、応急処置エクササイズになります。

これらのエクササイズを行ったら、すぐにあおむけになってナイトロールを装着し（59ページを参照）、ベッドで腰を正しい姿勢にしておきます。

持続的な痛みがなくなり、歩けるようになったら（おそらくエクササイズを始めて1〜2日後くらい）、エクササイズ1とエクササイズ2はもう行わなくてもよいですが、エクササイズ3は続け、エクササイズ4を追加してください。

このころから徐々に「猫背と過矯正動作」(42ページを参照)を、正しい座り方と適切な腰《よう》椎《つい》前《ぜん》彎《わん》を覚えるために始めましょう。

EXERCISE.1

［うつぶせ］

(詳細は P72 を参照)

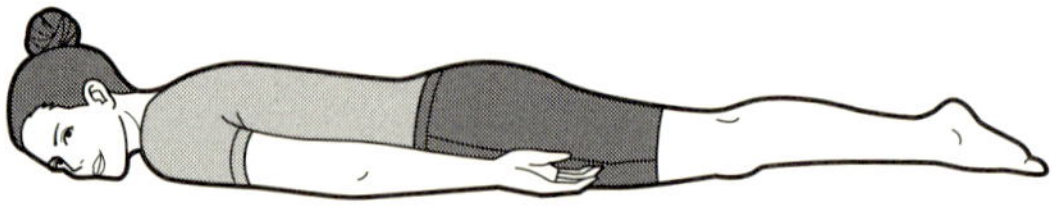

EXERCISE.2

［伸展した状態でのうつぶせ］

(詳細は P73 を参照)

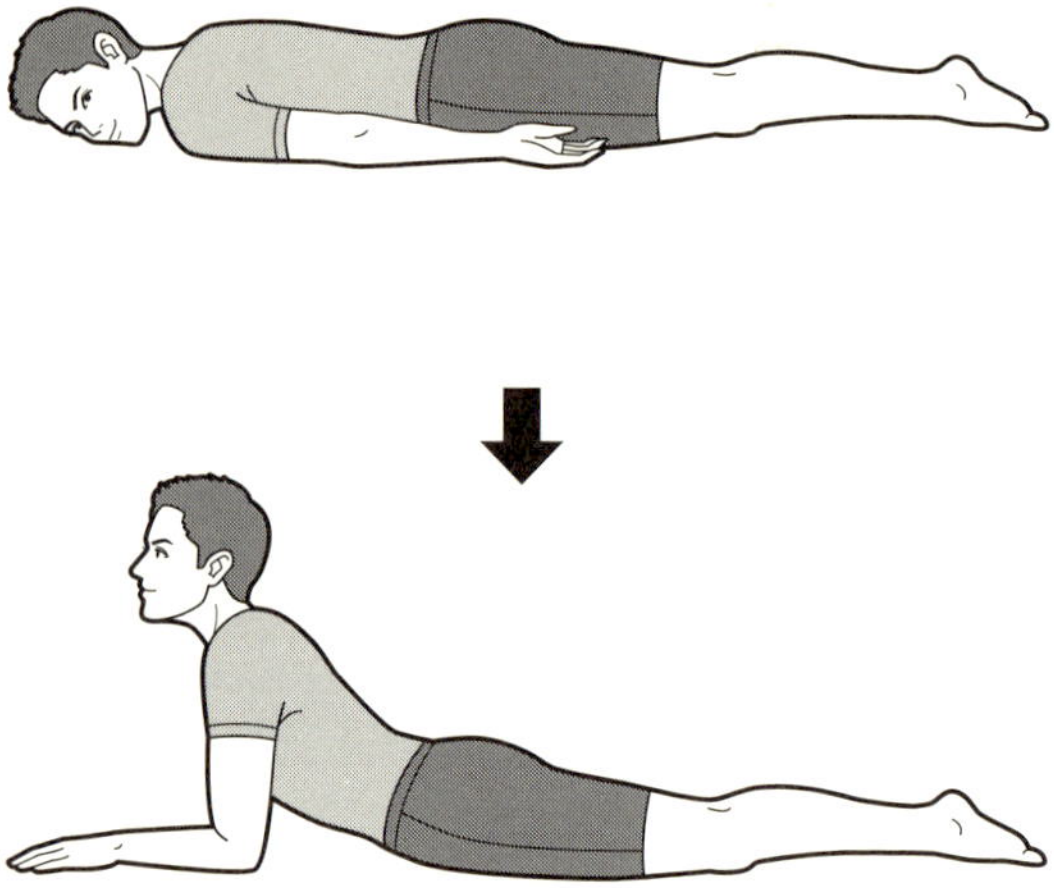

EXERCISE.3
［臥位での伸展］
（詳細はP74を参照）

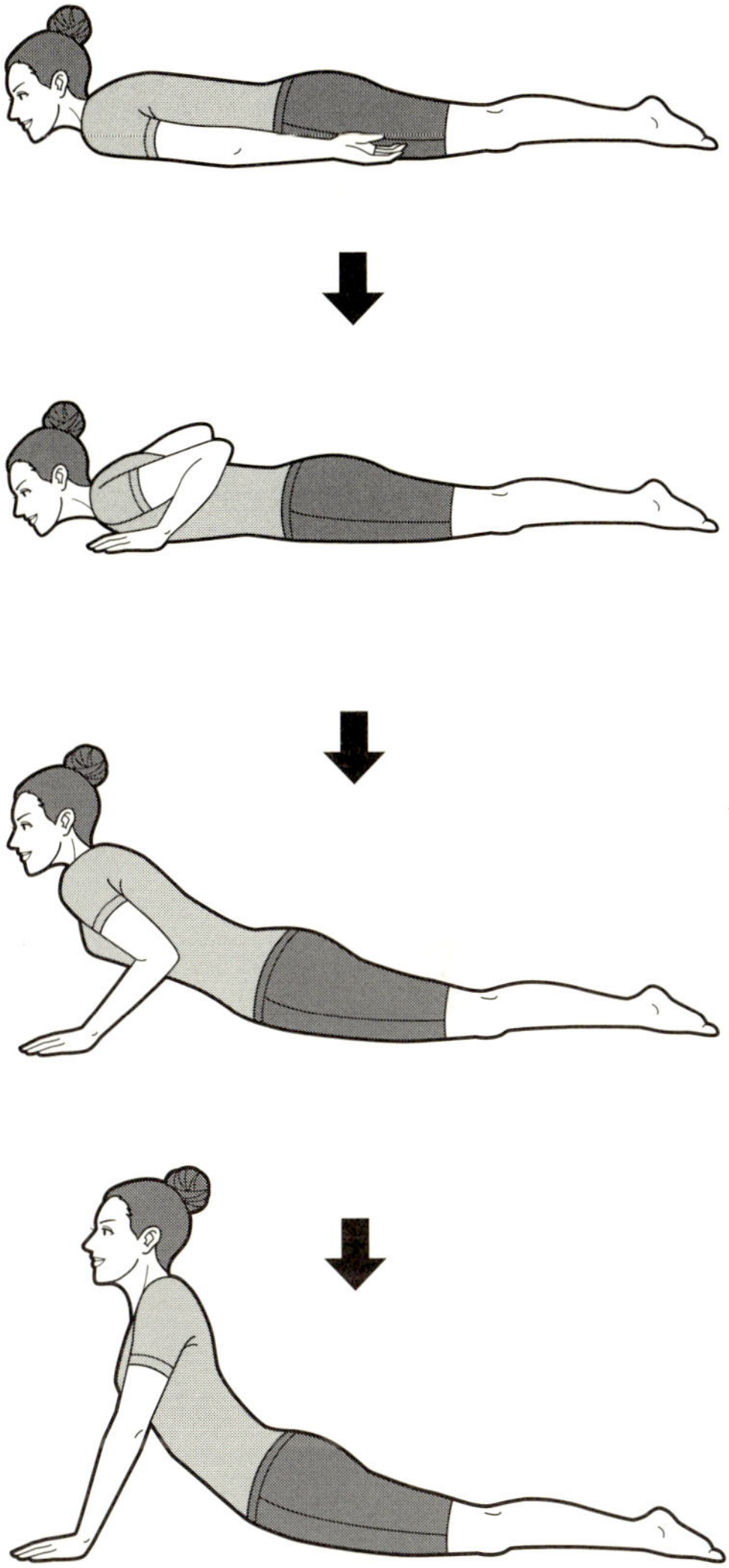

EXERCISE.4
［立位での伸展］
（詳細はP76を参照）

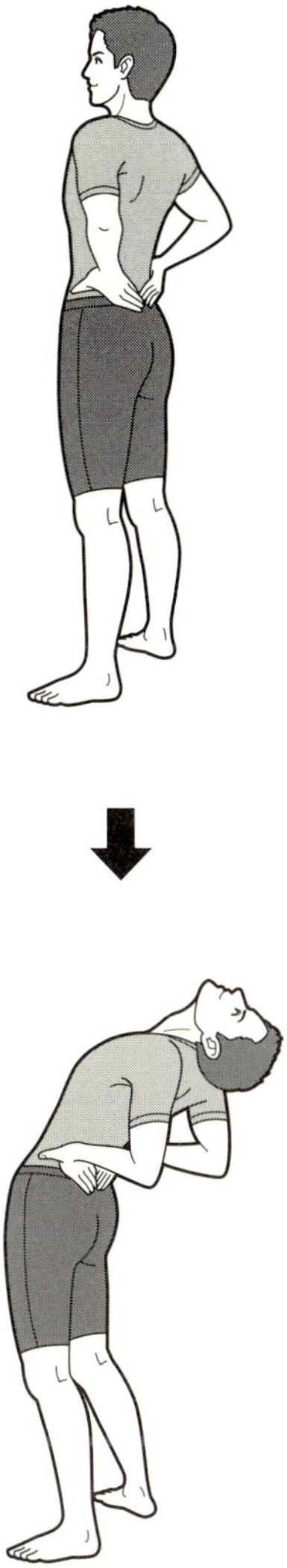

痛みが治まったら

数日間、エクササイズ1～4をきちんと行って常に腰椎前彎を保持し、関節のゆがみが修正されて傷んだ組織も修復されたら、その後は柔軟性を回復させ、日常の生活動作が行えるようにする必要があります。

そのために、治ったばかりの組織を傷めないように注意しながら屈曲エクササイズを行いましょう。

［猫背と過矯正動作］

（詳細はP42を参照）

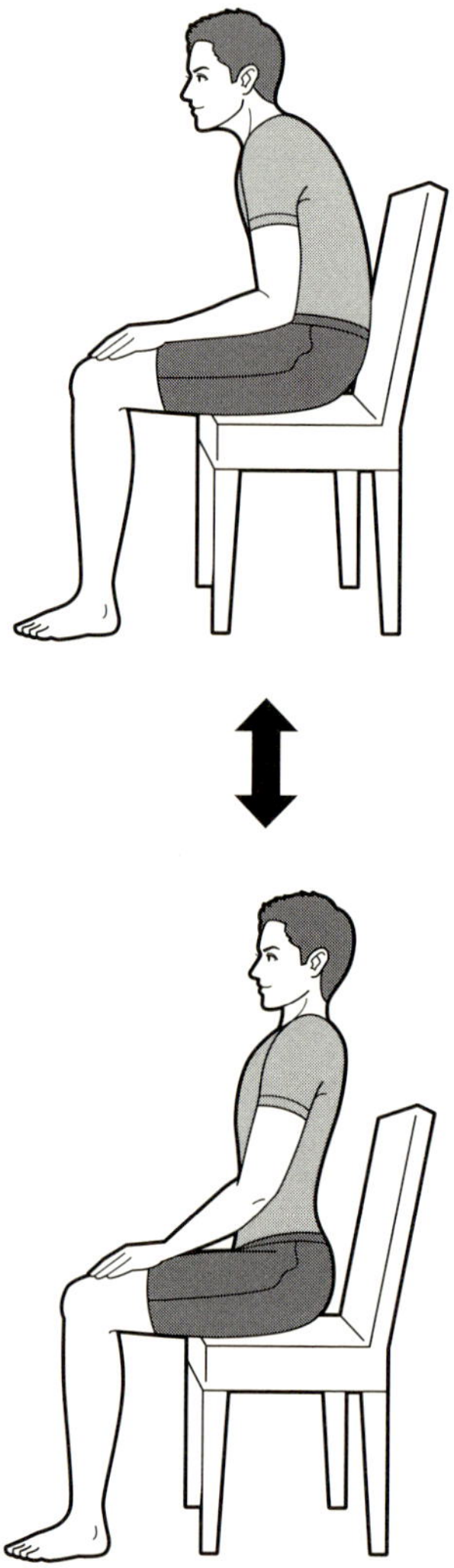

立った姿勢で腰を曲げるよりも、寝た状態で腰を曲げる方が治った組織を傷める危険性はずっと少ないので、まずエクササイズ5を行います。

2〜3日間痛みがない状態になったら、前かがみになったときに腰に張りを感じたとしてもエクササイズ5を始めましょう。また、エクササイズ1から4を行って2〜3週間後には、腰の中央に痛みが残っていたとしてもエクササイズ5を始めてください。

エクササイズ5を開始したときには、腰の中央付近に痛みを感じることがありますが、エクササイズを繰り返しているうちに徐々に痛みが出なくなるのであれば、硬くなった組織が効果的にストレッチされているためなので大丈夫です。

逆に、エクササイズを繰り返しているうちに痛みがひどくなっていくようであれば、中止してください。これは屈曲運動を行うのが早すぎたか、このエクササイズがあなたの腰には向かないためです。

エクササイズ5で、腰の張り感や痛みもなく両膝が簡単に胸につくようになったら、動きは十分に回復したと考えられます。

エクササイズ5を止めてエクササイズ6を始めてください。2〜3週間続ければエクササイズ6でも張りを感じることはなくなるでしょう。

こうなったらエクササイズ7を追加してかまいません。エクササイズ7は週に1～2回、就寝前に腰の柔軟性をチェックする目的で行ってください。

エクササイズ6とエクササイズ7が終了したら、この後紹介する腰痛再発予防に沿った生活を送り、エクササイズプログラムを続けてください。

※重要：エクササイズ5、6、7を行った後は、必ずエクササイズ3か、エクササイズ4を行ってください。

EXERCISE.5

［臥位での屈曲］

（詳細はP78を参照）

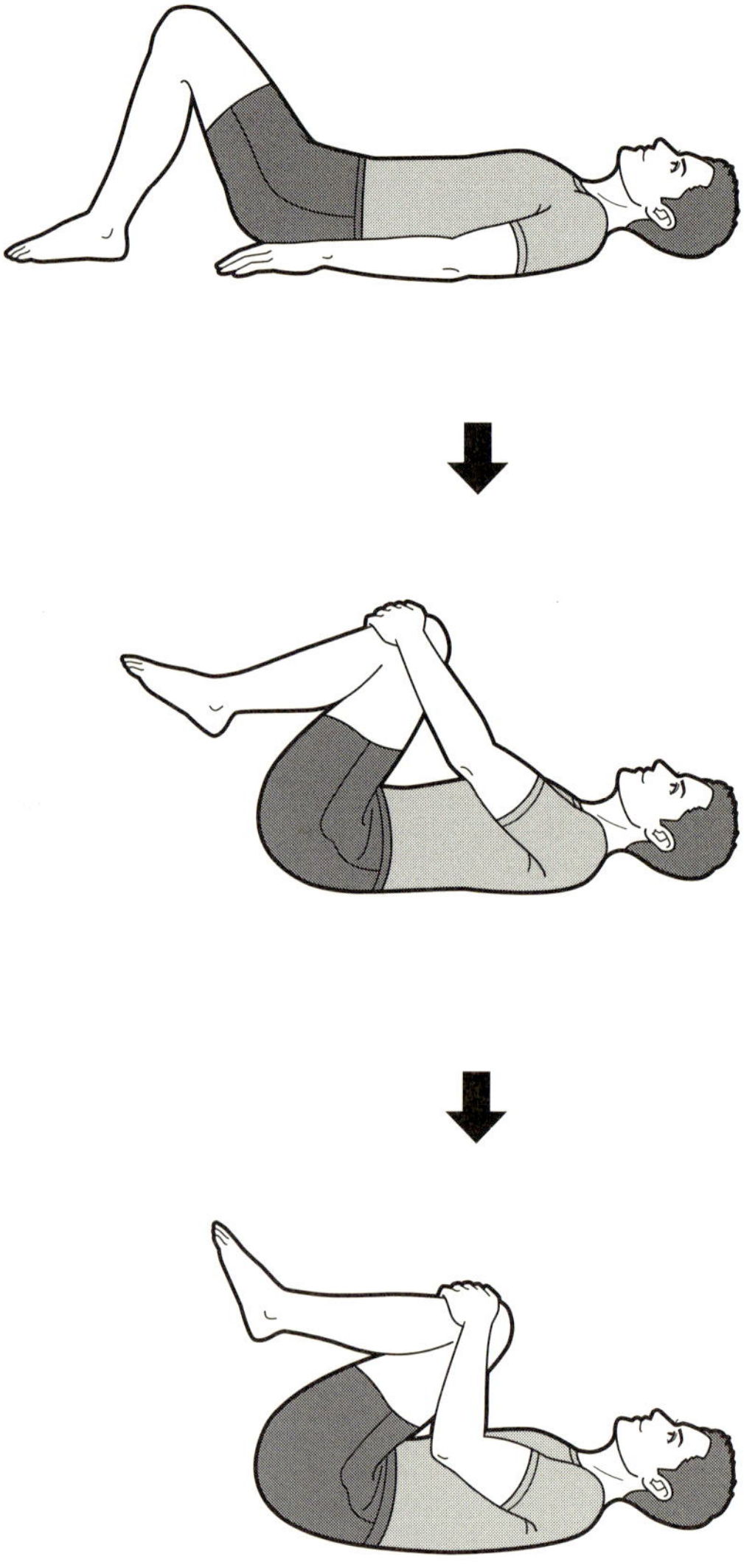

EXERCISE.6

［座位での屈曲］

（詳細はP80を参照）

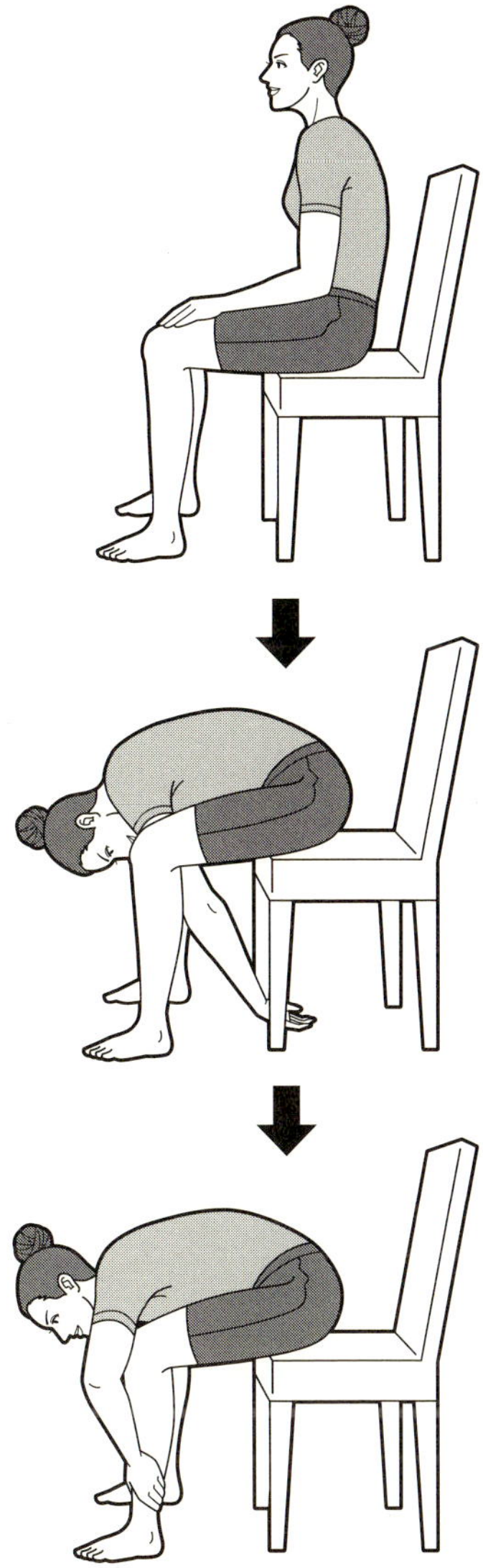

EXERCISE.7

［立位での屈曲］

（詳細はP82を参照）

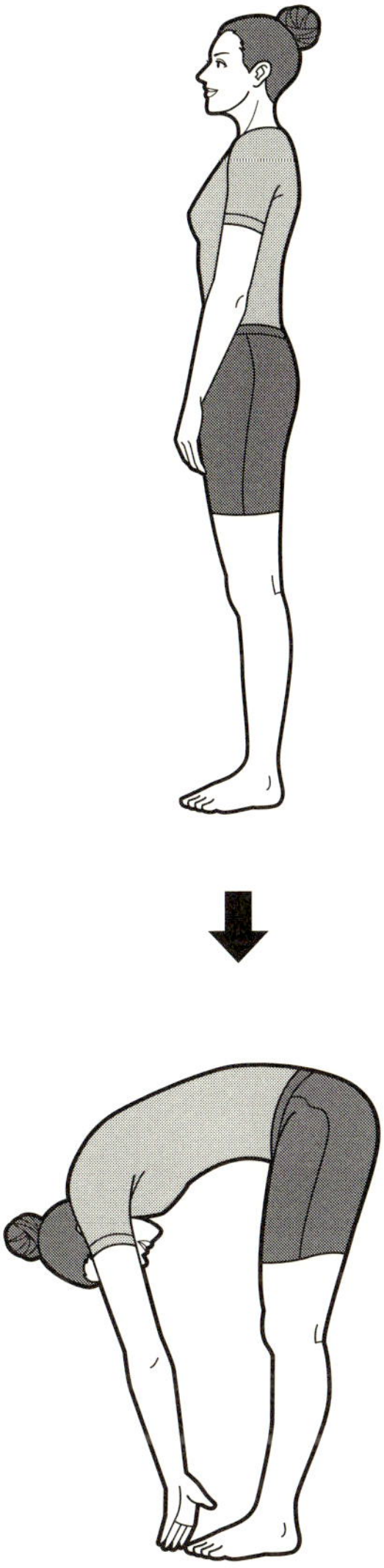

再発を予防するために

・朝と晩にエクササイズ3を行います。
・長時間座ったり中腰でいなければならない場合は、エクササイズ4を合間に必ず行います。重いものを持ち上げたり、繰り返し物を持ち上げたりする場合も、エクササイズ4を作業の前後に必ず行い、作業中腰に軽い違和感が出たら、すぐにエクササイズ4を行います。
・正しい座り方をさぼり気味になったら、猫背と過矯正動作を行います。
・十分な柔軟性を維持するために、週に1〜2回はエクササイズ7を行います。
・腰の支えが十分でない椅子に座る際は、ランバーロールを使用します。

このような方法でエクササイズを一生涯続けてゆくのが好ましいのですが、それ以上に重要なのは正しい姿勢を身につけることです。

エクササイズで効果がないとき

これまでに紹介したエクササイズで効果がないのであれば、やり方を変える必要があるかもしれません。

ただし、その前に以下の基本事項を忘れていなかったか確認してください。

・エクササイズ3を行うとき、いっぱいまで上体を持ち上げ、腰をたわませていたか？
・毎回、「もっと、もっと、もっと」と心の中で言いながら、いっぱいまで動かしていたか？
・毎セット10回以上繰り返していたか？
・毎日、6〜8セット行ったか？
・それまで行っていた、他の体操や運動は止めたか？
・エクササイズの後で、腰を前に曲げる動作をやりすぎなかったか？
・座る姿勢は悪くなかったか、ランバーロールを使ったか？
・痛みを感じる場所が変わり、移動するか？　そうならばこの後の部分をよく読んでください。

以上のポイントをすべてきちんと行ったにもかかわらず、痛みがよくならないのであれば、さらにいくつかの症状を改善させる手段があります。

効果がないとき　1

まず、エクササイズ2、3において、腰椎に加える負荷を増やしてみます。

エクササイズ3で、効果が1～2時間しかもたない場合は、エクササイズの負荷が十分でない可能性があります。エクササイズ3の効果を高めるために、他の人に押してもらって、腰椎により負荷をかけてみましょう。骨盤の動きを抑えて腰椎への負荷を強めます。

最初にエクササイズ1の姿勢をとります。

次ページのイラストのように、他の人に両手で腰の部分を押してもらいます。

両手を置く位置は、痛みを感じる高さか、それより少し上です。両手で腰を押してもらいながら、エクササイズ3を行います。これにより、腰椎により大きな伸展効果が得られます。

このエクササイズを行うときも、できるだけ腰をたわませることが大切で、1セットあたり6～7回繰り返してください。

押さえてもらう力は、我慢できない痛みが出たり、痛みがひどくなったりするようでは強すぎます。

いっぱいまで反るとその度に不快感が若干出ますが、開始姿勢に戻ったときに不快感がなくなる程度にします。

これを繰り返して痛みがやわらいでくるようであれば、1日に2～3セット行ってください。

このように負荷を上げることで、状態がよくなる場合がありますが、これは1～2日以上続ける必要はありません。

効果がはっきり出なかったり、症状がひどくなったりする場合は、この方法は続けないでください。

効果がないとき　2

次は腰の片側だけが痛い、または左右両方痛いが片側が特に痛い、あるいは片側のお尻や下肢にまで痛みが出る場合に大切な方法です。

日常生活で片側だけ痛かっ

［腰椎に加える負荷を増やす］

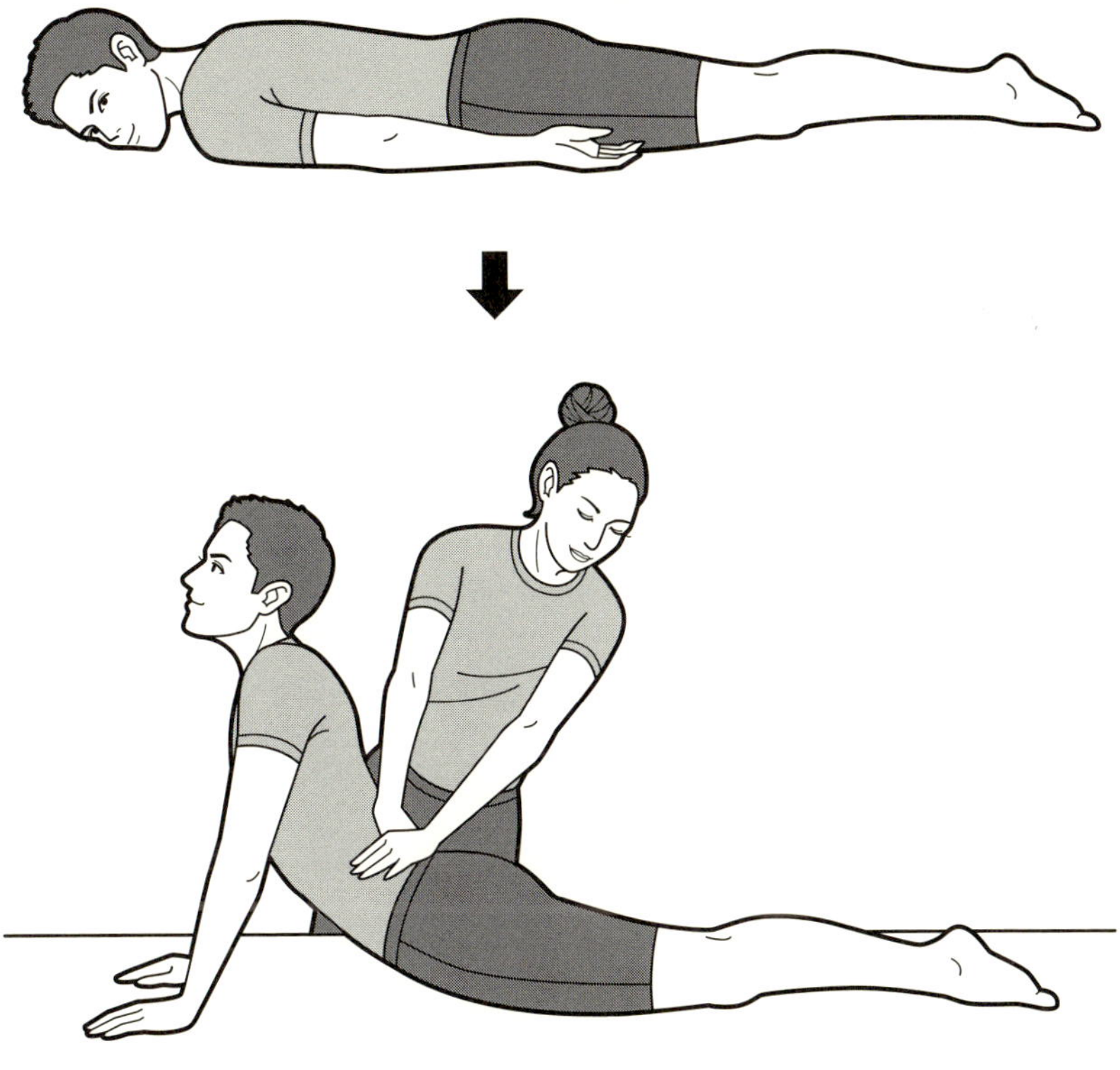

たり、左右どちらかの痛みが強い、あるいはエクササイズ1、2、3を行うと片側に強く痛みを感じるといった場合、エクササイズを行う前に、お尻を横にずらして姿勢を矯正すると効果が上がる可能性があります。

片側の痛みが強いときのエクササイズ

①エクササイズ1の姿勢をとり、数分間リラックスします。
②お尻を痛みがある側とは反対方向へずらします。右側に痛みがある場合は、お尻を左側へ8〜9㎝ずらし、その姿勢で数分間リラックスします。
③お尻をずらしたままで、エクササイズ2と同様に肘を立て、腰を伸展した姿勢をとり、3〜4分リラックスします。これでエクササイズ3の準備が整いました。
④お尻をずらした状態を保ったまま、エクササイズ3を1セット行い、それから開始姿勢に戻り、再びリラックスします。

このエクササイズは10回を1セットにして数セット行う必要がありますが、各セットを行う前にお尻が横にずれているかどうか確認してください。

また、お尻をずらす方向は痛みと反対側なので、間違えないでください。お尻をずらしたままで腕立て伏せをするのは難しいでしょうが、毎回しっかりと腰を反らせてください。できるだけ

［片側の痛みが強いときのエクササイズ1］

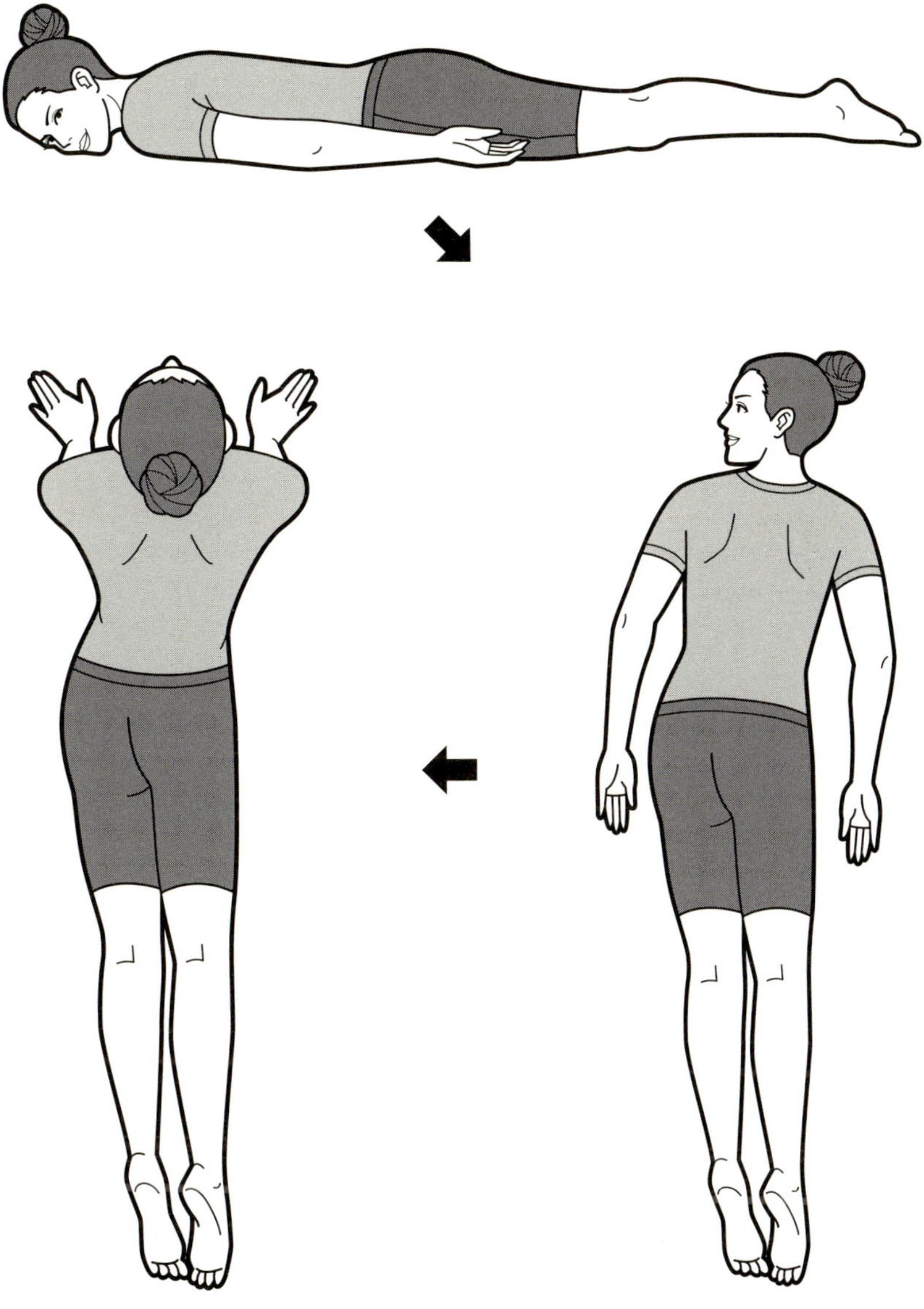

両肘がまっすぐ伸びるようにし、いっぱいまで腰を反らせるようにしましょう。

3〜4日間は、このお尻を横にずらした状態でのエクササイズ1、2と3を続けます。

以上のエクササイズを何日か続けて、痛みが左右同じくらいになり腰の中央部に痛みが集まってきたら、お尻を横にずらすエクササイズは中止して、「痛みがひどいとき」で紹介しているエクササイズを行ってください。

このエクササイズだけで、痛みがすっかりなくなることもあります。

効果がないとき　3

次に紹介する方法も、片側の腰や片側のお尻から下肢に痛みが出る人だけが行うエクササイズです。

①正しい姿勢で、ドアの中央に両足を肩幅に広げて立ちます。
②両手を両方のドア枠に置きます。
③両腕でドア枠を押して上半身を固定し、お尻を痛みとは反対側へ動かします。
④痛みに耐えられるところまで動かし、お尻を元の位置に戻します。

最初の1〜2回は痛みと硬さのために、動かしにくいと感じるでしょうが、繰り返すごとに少しずつ動きを大きくするようにして、8～10回繰り返してください。動きがよくなり痛みが腰の中央部に移動したら、エクササイズ3に戻ってください。

痛みが移動して腰の中央部から離れたり、お尻や下肢にまで痛みが広がったりする場合は、動かす方向が間違っている証拠なので、ただちに中止してください。

これまでに紹介した方法を行っても、痛みがよくならないのであれば、マッケンジー法に精通したセラピストの診察を受けてください。

ぎっくり腰になったときの注意点

ぎっくり腰に襲われたときは、すぐに自分で治すエクササイズを始めましょう。

［片側の痛みが強いときのエクササイズ2］

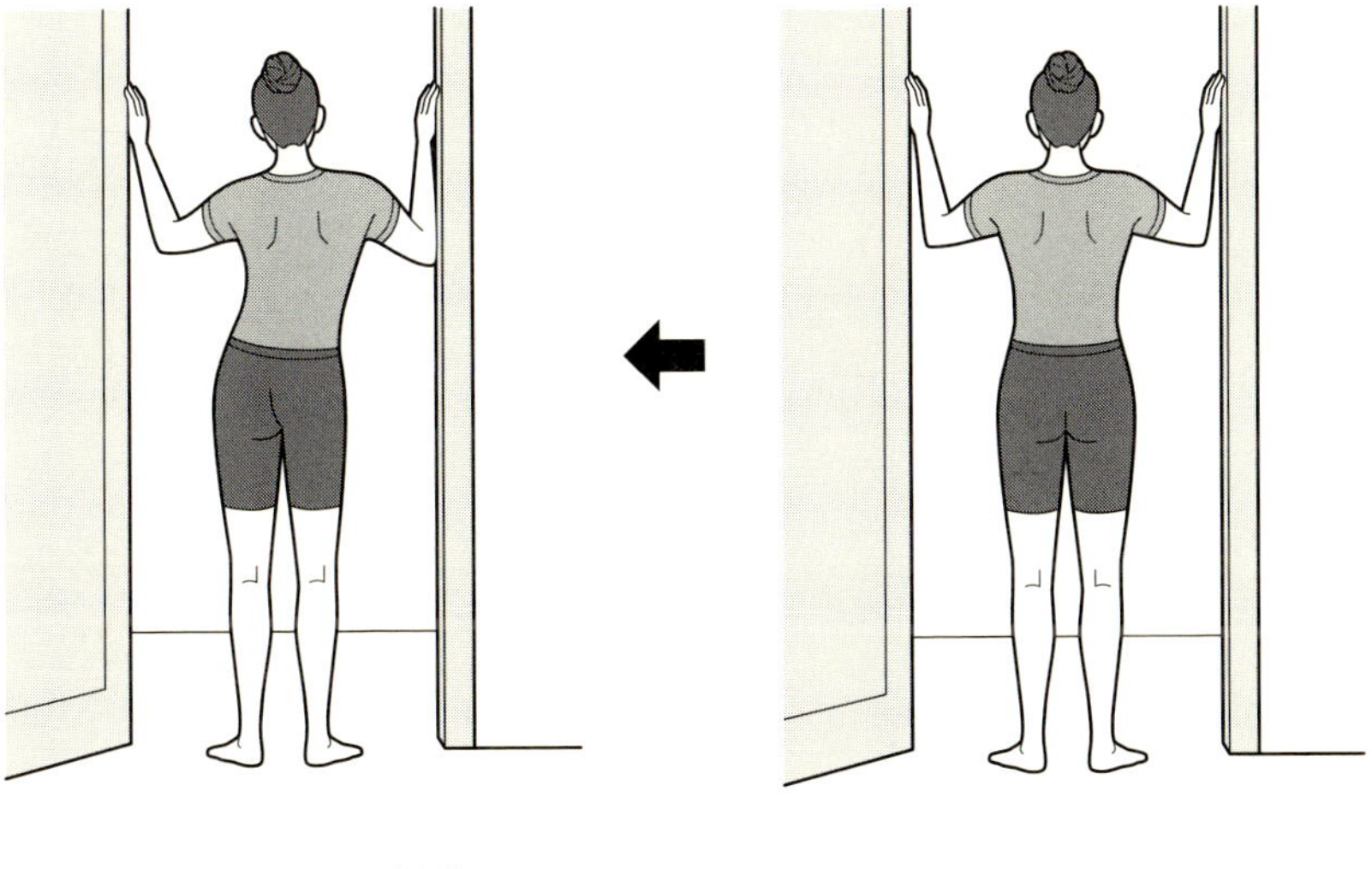

ゆっくりと慎重に腰椎前彎を回復させるよう心がけます。決して急いではいけません。ゆがんだ関節をもとに戻すには、ある程度時間がかかるもので、無理に戻そうとすると関節に負担をかけ、かえって痛みが強くなります。

急に腰が痛くなった場合、エクササイズ以外にも日常生活でさまざまなことに注意を払うことが、自分で治すためにはとても重要です。以下の注意点を守ることが治癒を早める秘訣です。

日常生活での注意点 1

座るのはなるべく短い時間にしてください。

座るときは背もたれがまっすぐな椅子を選び、腰椎前彎をしっかり保持して、ランバーロールで腰を支えてください。低くて柔らかいソファや、ベッドや風呂で脚を前へ伸ばして座ると、腰椎前彎が保てないので避けてください。

日常生活での注意点 2

掃除機をかける、歯を磨く、手を洗う、お皿を洗う、低い台で作業を行うなどの動作は、腰椎前彎を保持するよう注意しなければなりません。

①まず正しい姿勢で立ちます（50ページを参照）。
②両足を肩幅に広げます。
③腰を曲げたり背中を丸めたりせずに、腰椎前彎を保ちながら股関節から体を前傾させます。
④作業台が低い場合は、両足を少し開いて体の位置を低くして、なるべく前傾をしなくてもいいようにします。

日常生活での注意点　3

急に腰が痛くなったら、できれば持ち上げ動作はやめてください。どうしても持ち上げなければいけない場合も、持ち上げにくい物や15キロ以上のものは避けて、常に正しい持ち上げ方で行ってください。

日常生活での注意点　4

夜寝ているときに痛いのであれば、オリジナル・マッケンジー®・ナイトロールのような支えとなるロールをウエストに巻くと、改善することがあります。マットレスは硬すぎてはいけませんが、下からしっかり支えられなければなりません。柔らかすぎて沈みこんでしまうようなベッドなら、下に板を敷くか、マットレスを直接床に敷いてください。

起き上がる際は、まずベッドの端で横向きになり腰椎をしっかり前彎させます。

股関節が直角になるくらいまで曲げ、足をベッドから降ろしながら両手で上半身を起こします。常に体をまっすぐにして、腰椎前彎を保持するようにしてください。ベッドから床に立ち上がる際は、体を前傾させないように気をつけます。

日常生活での注意点　5

前かがみや、座ったままで咳やくしゃみをするのは避けてください。

咳やくしゃみが出そうになったら、その場で立ちあがって腰を後ろに反らせ、必要ならば手を腰に当てて支えてください。

最初に腰痛が起きたときの姿勢や動作をとるのは避けましょう。治るまでにはある程度の時間が必要だということも、心得ておいてください。

再発したとき

腰痛が再発する徴候を感じたら、以前効果的だった対処法を行います。ただちにエクササイズ

4を行ってください。それでも痛みが治まらなければ、エクササイズ3を行います。通常はこれで腰痛を防ぐことができます。もし痛みが強すぎてこれらのエクササイズを行えない場合は、エクササイズ1と、エクササイズ2を行ってください。

痛みが片側にあり、エクササイズで痛みの中央化が起こらないのであれば、お尻を痛みとは反対側へずらしたままでエクササイズを行います。あわせて姿勢にも注意をして、できるだけ腰椎の前彎を保つようにしましょう。

再発した腰痛が以前とは違うと感じ、対処法をきちんと行ったにもかかわらず痛みが治まらないのであれば、マッケンジー法に精通したセラピストの診察を受けてください。

特殊な状況での腰痛治療

エクササイズが行えないとき

本書で紹介した自分で腰痛を治す方法は、ほとんどの人に効果がありますが、さまざまな理由でエクササイズが行えない人もいます。

エクササイズで痛みが軽くなるのはわかるけれど、疲れて続けられないという人がいます。腕立て伏せエクササイズ（エクササイズ3）を行うときに、どうしても下半身の力を抜くことができない人もいます。エクササイズの効果を出すためには、力を抜かなければなりません。

また、高齢者では肩、肘、手首、股関節などに障害があり、エクササイズができない人もいます。

その解決策として、1986年に腰椎の反覆運動を行う機械を開発しました。これはリペックス（REPEX）という名前で、患者自身が動かなくても、必要であれば何百回も腰の運動を続けることができます。

リペックスは持続的他動運動（CPM）と呼ばれるもので、関節の損傷を速やかに修復する効果があります。力学的原因による腰痛に対して、持続的他動運動を行うことができる初めての機械です。

本書で紹介されている方法で腰痛が治らない場合、あるいはエクササイズの後はよくなるが、その効果が続かないといった場合はリペックスが効果的かもしれません。運動の回数を増やすことにより、効果が長続きするからです。リペックスを使用した治療が適切に行えるのは、マッケンジー法に精通したセラピストだけです。

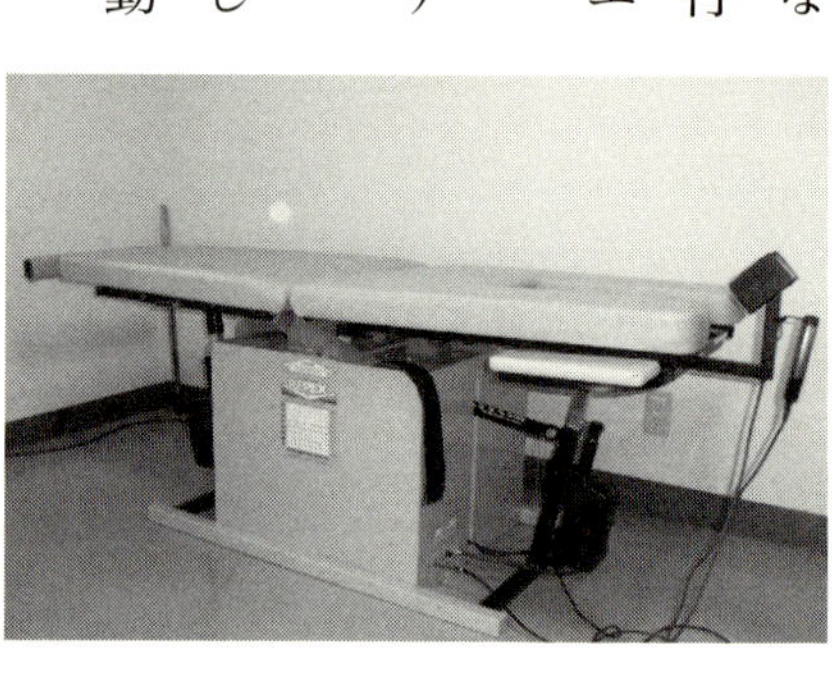

ベッド部分がV字型になるリペックス。エクササイズを自力で行えない場合に効果を発揮する。

妊産婦

妊娠中や出産後の女性は、腰に負担がかかることが多く、力学的な原因による腰痛になることがよくあります。

子宮で胎児《たいじ》が成長すると、母体の姿勢に2つの変化が起こります。

第1の変化は、胎児が大きくなるにつれて、母親は立ったり歩いたりするときに重心のバランスをとるため後ろに反る姿勢をとるようになることです。腰椎前彎が強まり、妊娠後期になると前彎はさらに強く過剰になって、関節周囲の組織が引き伸ばされると考えられます。

第2の変化は、出産に備えるため母体にある種のホルモンが増え、骨盤や腰椎の関節が柔らかくなるというものです。関節はゆるみやすくなり、力学的負担が加わると関節周囲の組織は容易に引き伸ばされます。

子どもが生まれると、母親は世話に追われて自分の体の管理がおろそかになり、妊娠中の姿勢の崩れが、ずっと残ってしまうことも多いものです。

このように妊娠中や出産後に腰痛になったときは、過度の腰椎前彎による負担が原因となっている可能性があります。この場合、伸展エクササイズを行うのは適切でなく、姿勢を矯正するのがよいでしょう。

たいていはこの矯正で問題は解決できるので、立っているときだけでなく、歩いているときも常に正しい姿勢を保ち、胸の位置をなるべく高くして猫背にならないようにします。1週間ほど姿勢に注意した結果、痛みがよくなるようなら姿勢が原因とみなすことができます。

子どもが生まれたばかりの母親は、前かがみになることが多く、抱っこもしないわけにはいきませんが、長時間の前かがみは避けるべきで、抱っこも適切な持ち上げ方で行うことが重要です。前かがみや抱っこの後は、すぐに適切な立位姿勢になりましょう。


妊娠中や出産後の腰痛で、立っていたり歩いているときに悪くなり、座るとよくなる場合は、伸展エクササイズは適切ではありません。立位や歩行時の姿勢矯正に加えて、エクササイズ5とエクササイズ6を行ってください。

最初の1週間は、エクササイズ5を1セット10回、1日に6～8セット行ってください。ある程度よくなったら、2週目からはエクササイズ6を加えますが、エクササイズ5の後に行うようにして、同じ回数を行います。

この屈曲エクササイズによって妊娠による腰痛の改善を図る場合、屈曲エクササイズの後に伸展エクササイズを行ってはいけません。

痛みがなくなったら、エクササイズ5は止めて構いませんが、再発を防ぐには、エクササイズ

6を1日に2セット、朝と晩にそれぞれ1セットずつ行いましょう。姿勢には常に注意する必要がありますが、ランバーロールを使ってはいけません。

ここで紹介した2つのタイプのうち、自分はどちらなのかよく分からなかったり、屈曲エクササイズで痛みがよくならなかったりした場合は、マッケンジー法に精通したセラピストに相談してください。

スポーツ選手

スポーツ選手の腰痛は、いくつかの要因が絡むために、原因が分かりにくいことがあります。第1の要因として、早くよくなろうとして治療に熱心に取り組むあまりリハビリテーションをやりすぎ、治りをむしろ遅くしてしまうことがあげられます。

第2の要因は、競技復帰への気持ちが強すぎて、復帰のタイミングを急ぎすぎることです。

第3の要因は、ある動作をやりすぎたことが原因だという思い込みです。これは腰痛になったスポーツ選手の5人のうち3人は、激しい運動の後で腰が痛くなったと訴えるので誤解されて当然でありますが、多くの理学療法士までもが誤解しています。

腰痛の原因は、関節を動かした後に猫背の姿勢をとったためであることが多く、運動後はたいてい疲れているので非常に悪い姿勢になります。運動中に関節はいろいろな方向へ動かされるため、周囲の組織はゆるんで引き伸ばされやすくなっており、椎間板のジェル状の髄核《ずいかく》は、ずれやすくなっています。

ある運動によって腰痛が生じたのであれば、その運動を止めるのは適切な治療でしょうが、運動後の姿勢が原因であれば、その運動を中断するのは見当違いです。打ち込んでいる競技を止めるように指導するのは、選手にとって精神的肉体的に大きなダメージをもたらすこともあります。

腰痛になったばかりのスポーツ選手であれば、正しい治療を行うために本当の原因を見つける必要があり、痛みが運動中に生じたのか、運動後に生じたのかをはっきりさせなくてはなりません。

運動中に何かが起こって、そこで痛みや違和感を覚えているのであれば、運動が現在の痛みの原因と考えられますが、多くの場合、運動中は違和感や痛みはなく、運動後に痛みが生じています。

運動をしたあとの姿勢に気をつけ、座るときはランバーロールを使って適切な腰椎前彎を保持してください。例えば、テニスや、ゴルフ、サッカー、クリケット、ラグビー、ホッケーなどの試合が終わった後にソファに沈み込んだり、ベンチに猫背で座ったり、悪い姿勢で運転したりしてはいけません。座るときは細心の注意を払って、正しい姿勢で座るようにしましょう。

姿勢を正しくすることにより痛みを感じなくなれば、腰痛の原因を判断するのは簡単で、これ以上悪くなるかどうかは、自分自身にかかっています。

もし運動後にだけ腰痛を感じるのであれば、まず姿勢の矯正から始めてください。姿勢の矯正とエクササイズを同時に始めてしまうと、どちらが効いたのか分からなくなるので、よくありません。運動後に姿勢を正しても相変わらず腰痛が現れるのであれば、軟部組織に何かしらの損傷が起きている可能性があります。この場合は、エクササイズ3とエクササイズ4を行ってください。

運動選手は、野球、テニス、ラグビー、サッカー、クリケット、ホッケーなど、どのスポーツの選手であっても休憩中はほとんど悪い姿勢になっているようなので、もっとよい姿勢でいる必要があります。

疲れのために座る姿勢まで注意を払う余裕はないかもしれませんが、腰痛を避けるためには意識してよい姿勢を保つ努力をしなければなりません。

ジョギングをしている最中に決まって腰が痛くなるのであれば、116ページの応急処置を行ってください。

また、靴や走る環境、走行フォームについて指導を受けてください。それでも腰痛がよくならないのであれば、専門的な治療が必要になるでしょう。

50代以降

55歳くらいからは、若い頃に体験したような急性の腰痛ではなく、持続的でなかなか治らない腰痛にかかることが多くなります。

この年代を超えると、急性の腰痛にはなりにくいことが分かっていますが、持続的な痛みで日常生活に支障が出るようなら大きな問題です。人間の体は動かしていれば発達しますが、動かさないと衰えていきますから、健康上の問題でやむをえない場合を除いては、年をとっても活動レベルを落とすべきではありません。

腰椎も年齢とともに衰えることは確かですし、腰椎の変性や関節炎と診断されて、医師から病気とつきあっていくしかないと言われることもあるかもしれませんが、これは腰痛を我慢してつきあっていくしかないということではありません。

腰の関節に変性が認められても、腰痛がないことはよくあることで、変性そのものは痛みの原因ではないのです。

姿勢に注意を払うことやエクササイズをすることで効果がない人はほとんどいません。55歳以上の人も、姿勢の矯正をぜひ行ってみてください。

すべての高齢者がエクササイズを行えるわけではありませんが、まずは試してみてください。高齢という理由で、エクササイズの効果がないということはありません。体力や障害のために難しい場合もありますが、ほとんどの人はエクササイズの一部であれば行えます。

まずは、エクササイズの回数を少なくして1日に行うセット数も少なめにしてみたらどうでしょうか。焦らずにエクササイズを続け、姿勢に注意して休憩は十分に取るようにしましょう。

骨粗鬆症

中年以上の多くの女性にミネラル不足からくる骨粗鬆症《こつそしょうしょう》が見られます。

更年期以降はカルシウムが不足するため、定期的なカルシウム補給をしなければ、骨が脆《もろ》くなり、徐々に身長が低くなって、背中が丸まった姿勢になってしまいます。

骨粗鬆症になると、強い力が加わらなくても背骨を骨折する危険が大きくなります。

アメリカのメイヨークリニックで行われた研究によると、伸展エクササイズを定期的に行った骨粗鬆症の人たちのグループは、他の種類のエクササイズを行ったグループや、エクササイズをまったく行わなかったグループに比べて、1年後、背骨の圧迫骨折の件数が明らかに少ないという結果が出ました。研究結果は、40歳以上の女性は伸展エクササイズを定期的に行うべきであることを示しています。

※訳註：ここでの伸展エクササイズはエクササイズ3とは異なり、背筋の強化を 目的にしたものを指します。

下のイラストのエクササイズを15～20回で1セットとして、週に4～5セット行うとよいでしょう。このエクササイズを行っても大丈夫か不安な方は、医師に相談してください。エクササイズを行うのが難しい人は、理学療法士に相談してもっと簡単な方法を教えてもらってください。

メイヨークリニックの研究が奨めるエクササイズで鍛えられる筋肉は、背すじをまっすぐにするのに重要な筋肉で、常によい姿勢を心がけることはこの筋肉を強くする助けとなり、骨折の予防になると考えられます。

［骨粗鬆症の人のエクササイズ］

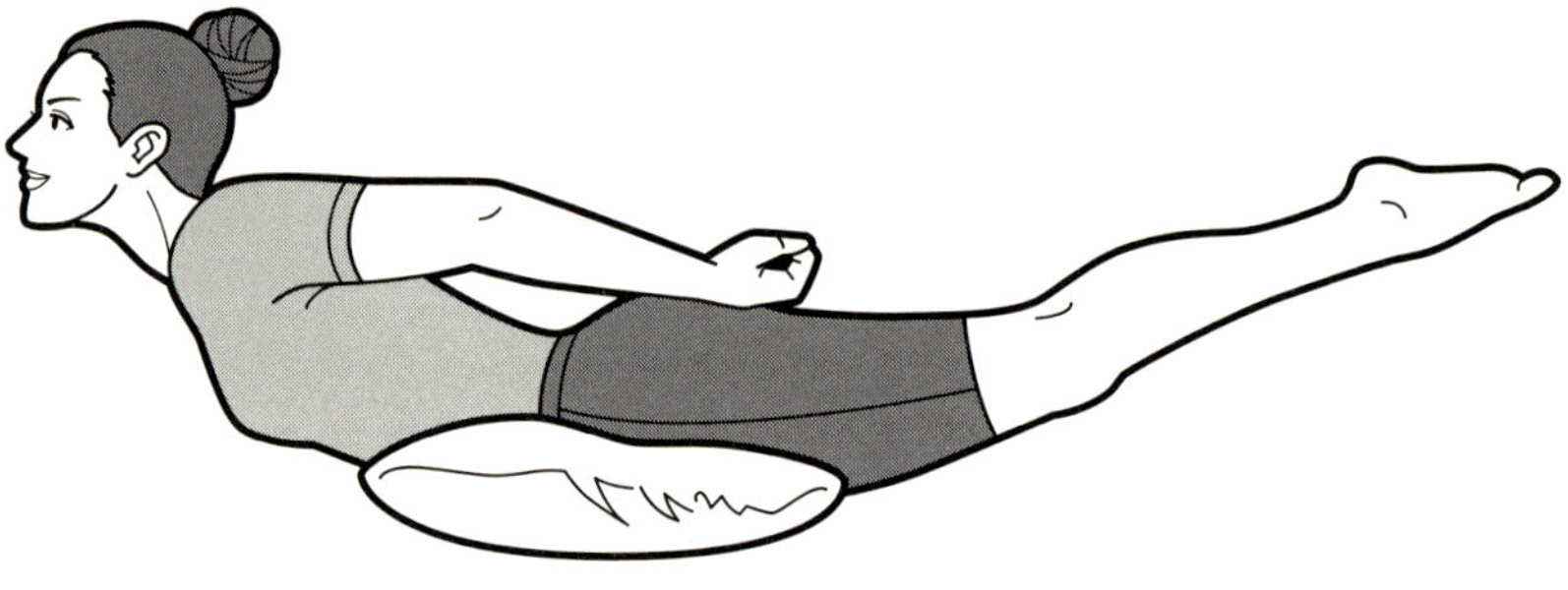

一般的な腰痛治療

痛み止め

一般的に腰痛の原因は力学的なものなので、薬は痛みをやわらげる効果しかありません。腰痛の「原因」を治す薬はないので、薬は痛みがつらいときにだけ使うべきです。

アスピリンや非ステロイド性抗炎症剤は急性の腰痛をやわらげるのに効果的で、他の薬に比べれば副作用も少ないことが知られており、米国健康管理政策研究局も推奨しています。

安静

起きていられないくらいの腰痛であっても、安静期間は2～3日にすべきです。

アメリカで行われた研究では、安静期間がたとえ2日間でも、7日間の安静をとった場合と回復の程度に差はなく、2日以上安静にしていても効果はないという結果でした。

また、腰痛になっても動いていた人の方が安静にしていた人よりも、早い時期に仕事に戻っていました。しかし、10日経っても起き上がれない患者は実際にはたくさんいます。

鍼治療

どんな治療を受けても痛みがよくならない人に、鍼《はり》治療が効果的なことがありますが、科学的な根拠がはっきりしていないため、ガイドラインでは推奨されていません。

鍼治療で痛みをやわらげることはできるかもしれませんが、痛み止めと同様、力学的な原因を治すことはできませんし、腰痛を自分で管理できるようにもなりません。

「専門家が何かをしてくれる」という他の受身的治療と同じく、鍼治療は患者の依存心を作り出す可能性があります。

急性腰痛のときの応急処置

急性腰痛になったら、次の応急処置を行ってください。
・すぐにうつぶせになってください。痛みでうつぶせになれない場合は、翌日まで横になって安静にしてください。

・安静が必要な場合、長くても2日間にしてください。
・安静にしている間は、丸めたタオルやオリジナル・マッケンジー®・ナイトロールを腰に巻いておきます。
・起きている間は、2時間おきにエクササイズ1とエクササイズ2、およびエクササイズ3を行います（72〜75ページを参照）。
・痛みが片側に強く右記のエクササイズで効果がなければ、痛みとは反対側へお尻をずらして、エクササイズ2とエクササイズ3を行います。
・痛みが悪くなる動作は、一切避けてください。
・猫背の姿勢や前にかがむ動作は、3〜4日避けてください。
・座るときは、小さなクッションか、オリジナル・マッケンジー®・ランバーロールを使ってください。
・常に正しい姿勢を心がけてください。

＜参考文献＞

Cherkin DC, Deyo RA, Battie M, Street J, Barlow W (1998). A comparison of physical therapy, chiropractic manipulation, and provision of an educational booklet for the treatment of patients with low back pain. NEJM 339.1021-1029.

Croft PR,MacFarlane GJ, Papageorgiou AC, Thomas E,Silman AJ. (1998) Outcome of low back pain in general practice: a prospective study. BMJ. 316.1356-1359.

Enthoven P, Skargren E, Oberg B. (2004) Clinical Course in Patients Seeking Primary Care for Back and Neck Pain. Spine 29.21.

Koes BW, Bouter LM, Beckerman H, van der Heijden GJMG, Knipschild PG (1991). Physiotherapy exercises and back pain: a blinded review. BMJ 302.1572-1576.

Koes BW, Assendelft WJJ, van der Heijden GJMG, Bouter LM (1996). Spinal manipulation for low back pain. An updated systematic review of randomized clinical trials. Spine 21.2860-2873.

Kovacs, et al. (2003). Effect of firmness of mattress on chronic non-specific low back pain: randomized, double-blind, controlled, multicentre trial. The Lancet. Nov. 15:362(9396):1599-1604.

Larsen K, Weidick F, Leboeuf-Yde C (2002). Can passive prone extensions of the back prevent back problems? Spine 27.2747-2752.

Long A, Donelson R, Fung T (2004). Does it matter which exercise? A randomized control trial of exercise for low back pain. Spine 29.2593-2602.

Udermann BE, Spratt KF, Donelson RG, Mayer J, Graves JE,Tillotson J (2004). Can a patient educational book change behaviour and reduce pain in chronic low back pain patients? Spine 4.425-435.

Williams MH, Hawley JA, Mckenzie RA, van Wijmen PM (1991). A comparison of the effects of two sitting postures on back and referred pain. Spine 16.1185-1191.

訳者　あとがき

本書はマッケンジー法による腰痛治療について、一般向けに書かれた本です。

しかし、本書にはマッケンジー法の基礎となる考えが凝縮されており、医療関係者が読んでも十分に読み応えのある内容となっています。本当に治るかどうか、疑問を持っている人は、まずは読んで、そして実践してみてください。


私自身、20歳くらいから4回ほどぎっくり腰を経験しています。

3回目のぎっくり腰は研修医時代で、薬を飲みましたが腰痛はなかなか改善しませんでした。病棟回診は回診車をシルバーカーのように押しながら行った覚えがあります。我ながら整形外科医として無力を感じた経験でした。

4回目のぎっくり腰は、ちょうどマッケンジー法講習会の直前でした。

私はじっと座っていることも辛い状態で、そのまま講習会のデモンストレーション患者となりました。私の場合は腰椎の伸展運動が効果的でしたが、すぐに痛みが戻ってきてしまいました。

その時、講師の先生に教えてもらったことは、姿勢の重要性でした。

自分では問題ないと思っていた普段の姿勢が、猫背と過矯正運動を行ったところ、まさに腰椎が屈曲位だったことが自覚できました。

現在では本書のとおり自分の腰は自分で管理して、ぎっくり腰になることなく日々過ごすことができています。


もう1つ、最近経験した症例を紹介します。

親戚の叔母さんから5年ぶりくらいに連絡がきました。半年前に交通事故に遭い、腰椎捻挫の診断で近くの整形外科に通っていましたが、腰痛が一向によくならず、治療も終了と言われたとのことでした。困り果てたときに、私のことを思い出して連絡してきたようでした。

久しぶりに会った叔母さんは、痛みのため眉間にシワを寄せ、老け込んで見えました。さっそくマッケンジー法で力学的診断を行い、腰椎の伸展運動を自宅で続けていただくこととしました。

1週間後の再来では、痛みが半分くらいになり、かつての叔母さんの表情が戻ってきていました。以後反応を見ながら自己運動を指導していきましたが、来るたびに痛みが軽くなり、表情も明るくなっていきました。3カ月ほどで痛みはほとんどなくなり、趣味の俳句の会にも復帰できたと嬉しそうに話してくれました。

マッケンジー法は、その優れた痛みをとる効果が注目されることが多いのですが、私はマッケンジー法における治療者側のあり方にこそ価値があると思っています。

患者さんの自立を第一の目標にした治療体系が構成されており、これは語源的には復権という意味を持つリハビリテーションと矛盾しない考え方であります。

実際の治療では、まずは姿勢改善・動作改善・自己運動を行い、それで十分な効果がない場合にのみ徒手的手技を用いるという、なるべく治療者側の介入を減らし、依存を作らないシステムになっています。これは日本の医療関係者にとっても、忘れてはならない重要な考え方であると思われます。

本書のデータは科学的論文に基づいているので、誰が読んでも納得できるものとなっていますが、独特の用語が出てくるので最初はとまどうことはあると思います。

例えば「中央化」は、整形外科の教科書にも載っていないし、それがどのような機序であるかも分かっていません。

また、「姿勢症候群」「偏位症候群」「機能障害症候群」といった分類も他では見られないものです。

しかし、腰痛というものは、その原因からして分からないことだらけであり、分からないものを説明するためには、どうしても新たな用語が必要となるのです。

読者の皆さんが本書を読むときには、是非少しだけ頭を切り替えて読んでいただきたいと思います。

共同翻訳者の岩貞吉寛さんは、まだ日本でマッケンジー法がほとんど知られていなかった時代に米国でマッケンジー法を学び、日本で初めての認定講習会を開催したパイオニアです。

私との出会いは、私が講習会を受けたときの通訳が岩貞さんでした。流暢な英会話と、質問にも丁寧に答えてくれる誠実な態度が印象的でした。

現在では日本で唯一の国際マッケンジー協会認定インストラクターとなり、精力的に講習会を主催しています。今回の翻訳には並々ならぬ情熱を注いでいて、本書の出版は彼の悲願でありました。

また、本書の翻訳にあたっては、実業之日本社の編集者、田口卓さんに大変お世話になりました。ここで厚く御礼を申し上げます。

２００９年７月

銅冶英雄

原著者について

ロビン・マッケンジー氏は1931年にニュージーランドのオークランドに生まれ、ワイララパ大学とニュージーランド理学療法大学を卒業後、1953年にウェリントンで脊椎を専門にした理学療法クリニックを開業しました。

マッケンジー氏は1960年代に独自の診療方法を開発し、マッケンジー法―力学的診断と治療―として、世界的に認められることになりました。また、これまでに世界各地で講演と教育を行い、アメリカ、イギリス、アイルランド、ニュージーランドにおいて、臨床活用されています。

2004年6月に理学療法士向けの専門誌『アドバンス』で、米国理学療法士協会所属の理学療法士320名に「整形外科理学療法でもっとも影響を受けた理学療法士や医師は誰ですか？」という質問が行われました。

もっとも多かった答えは、「ロビン・マッケンジー」でした。

こうしてマッケンジー法は世界の研究者から注目され、もっとも研究対象になる腰痛診療のひとつとなっています。
これまでに発表されている多くの研究文献で、マッケンジー法の有効性と重要性が示されていますので、詳細はホームページを参照してください（www.mckenziemdt.org）。

マッケンジー法を正しく普及・発展させるために、1982年に非営利団体の国際マッケンジー協会が、理学療法士と医師により設立されました。ニュージーランドを本部とし、初代会長には、マッケンジー氏が選出されました。

マッケンジー氏はニュージーランド医学雑誌に論文を発表し、腰痛に関する主要な教科書の執筆を行い、以下の本の著者でもあります。『自分で治せる！腰痛改善マニュアル』（1980年）、『首の痛みは自分で治せる』（1983年）、『痛みなく過ごすための7つのステップ』（2000年）、『腰椎の力学的診断と治療』（1981年、2003年）、『頚椎と胸椎の力学的診断と治療』（1990年、2006年）、『四肢の力学的診断と治療』（2000年）。

筋骨格系の問題に関する研究と治療を行ってきた業績により、マッケンジー氏は1982年には「理学療法と健康福祉への優れた貢献」として、米国理学療法士協会から終身名誉会員の称号を与えられました。

1983年には国際腰椎学会会員、1984年には米国腰椎学会研究員、1985年にはニュージーランド理学療法士協会名誉評議員、1987年にはニュージーランド徒手療法協会終身名誉会員、1990年にはイギリス理学療法士協会名誉評議員となりました。

また同年、エリザベス2世ご生誕記念の叙勲で、大英帝国勲章が与えられ、2000年新年の叙勲では、エリザベス2世より、ニュージーランド功労賞が与えられました。

……………………［国際マッケンジー協会情報&問い合わせ先］

［国際マッケンジー協会］

本書で紹介したマッケンジー法とは、1950年代にニュージーランドの
理学療法士ロビン・マッケンジーが開発し発展させてきた治療法です。
主には腰痛、頚部痛、坐骨神経痛、各関節の痛み、しびれ、
頭痛などが治療対象になります。
マッケンジー法は自分で行うエクササイズによって疼痛やしびれ、
関節可動制限を改善してゆく治療法です。
治療の大きな流れとしては、問診と力学的運動検査を行ったうえで、
患者ひとりひとりに合った「セルフエクササイズ」や
「日常生活での留意点」を中心としたプログラムを組み立て、
治療を行っていきます。

世界各国においてもマッケンジー法は
筋骨格系の問題に対する自己管理療法として極めて高い評価を得ています。
また、国際マッケンジー協会は欧米諸国を中心とした
世界27カ国に支部を持つ大規模な国際組織であり、
国際学会も2年に一度開かれています。
そのなかで日本支部は2002年に25番目の支部として設立されました。

現在では日本においても国際マッケンジー協会の
認定資格を有する医師や理学療法士が徐々に増え、
各医療機関で実際にマッケンジー法の治療にあたりその成果を得ています。

国際マッケンジー協会
ホームページ：http://www.mckenziemdt.org.nz/

国際マッケンジー協会日本支部
ホームページ：http://www.mdt-japan.org/

［問い合わせ先］

●マッケンジー法についての問い合わせ先●

国際マッケンジー協会日本支部

E メール：mckjapan2@hotmail.co.jp

●マッケンジー・オリジナルのランバーロール注文先●

東京ペドーシックサービス株式会社

〒111-0022　東京都台東区清川 1-11-15
TEL：03-3876-0813　FAX：03-3876-0814
E メール：t.pedorthic@spice.ocn.ne.jp
ホームページ：http://www5.ocn.ne.jp/~ped/

TREAT YOUR OWN BACK
by ROBIN McKENZIE

著者
ロビン・マッケンジー　ROBIN McKENZIE
1931年、ニュージーランド・オークランド生まれ。ワイララパ大学とニュージーランド理学療法大学を卒業後、1953年にウェリントンで脊椎を専門にした理学療法クリニックを開業。1960年代に独自の診療方法であるマッケンジー法を開発。その効果が認められ、これまでに世界各地で講演と教育を行っている。1982年、マッケンジー法を正しく普及・発展させるために非営利団体の国際マッケンジー協会（http://www.mckenziemdt.org.nz/）が理学療法士と医師により設立され、初代会長となる。同年、「理学療法と健康福祉への優れた貢献」として、米国理学療法士協会から終身名誉会員、1983年には国際腰椎学会会員、1984年には米国腰椎学会研究員、1985年にはニュージーランド理学療法士協会名誉評議員、1987年にはニュージーランド徒手療法協会終身名誉会員、1990年にはイギリス理学療法士協会名誉評議員となる。同じく1990年、エリザベス2世ご生誕記念の叙勲で大英帝国勲章を受章、2000年新年の叙勲では、エリザベス2世よりニュージーランド功労賞を受賞した。

訳者
銅治英雄（どうや・ひでお）
医師。医学博士。千葉大学大学院医学研究院卒業。国際マッケンジー協会認定療法士。日本リハビリテーション医学会専門医。日本整形外科学会専門医。日本リウマチ学会専門医。国際腰椎学会日本支部賞受賞。

岩貞吉寛（いわさだ・よしひろ）
国際マッケンジー協会日本支部理事。防衛大学校理工学部卒業。ジョージア州立大学大学院（理学療法学部）卒業。理学療法学修士。国際マッケンジー協会公認インストラクター。

装丁・本文デザイン／志村　謙（SKETCH）　　イラスト／新井博之

自分《じぶん》で治《なお》せる！腰痛改善《ようつうかいぜん》マニュアル

2009年9月11日　初版第1刷発行

著　者　ロビン・マッケンジー

訳　者　銅治英雄《どうやひでお》、岩貞吉寛《いわさだよしひろ》
発行者　増田義和
発行所　実業之日本社
〒104-8233
東京都中央区銀座1-3-9
電　話　03-3535-3361（編集）
03-3535-4441（販売）
実業之日本社ホームページ　http://www.j-n.co.jp/
印刷所　大日本印刷株式会社
製　本　株式会社ブックアート

ISBN978-4-408-45231-9